U0741312

曾获荣誉

◎ 第七届统战系统出版社优秀图书奖

◎ 入选原国家新闻出版广电总局、全国老龄工作委员会
办公室首届向全国老年人推荐优秀出版物名单

◎ 入选全国图书馆 2013 年度好书推选名单

◎ 入选农家书屋重点出版物推荐目录

慢性咽炎
（第二版）

名医与您谈疾病丛书

学术顾问◎钟南山　郭应禄　王陇德

　　　　　葛均波　张雁灵　陆　林

总　主　编◎吴少祯

执行总主编◎夏术阶　李广智

主　　审◎董　频

主　　编◎孙臻峰　严敏珠

中国健康传媒集团·北京

中国医药科技出版社

内 容 提 要

本书以循证医学为根基，结合中医学智慧，采用中西医双视角对慢性咽炎的常识、病因、症状、诊断与鉴别诊断、治疗及预防保健进行了详细而通俗的论述，以问答的形式为读者提供了实用全面的慢性咽炎防治知识，有利于疾病的早发现、早诊断及治疗。本书适合慢性咽炎患者及其家属阅读，也可供医务工作者参考。

图书在版编目（CIP）数据

慢性咽炎 / 孙臻峰，严敏珠主编 . -- 2 版 . -- 北京：中国医药科技出版社，2025.6. --（名医与您谈疾病丛书）. -- ISBN 978-7-5214-5308-9

Ⅰ . R766.14

中国国家版本馆 CIP 数据核字第 2025EU3060 号

美术编辑　陈君杞
版式设计　南博文化

出版　**中国健康传媒集团**｜中国医药科技出版社
地址　北京市海淀区文慧园北路甲 22 号
邮编　100082
电话　发行：010-62227427　邮购：010-62236938
网址　www.cmstp.com
规格　710 × 1000mm $^1/_{16}$
印张　13 $^1/_4$
字数　194 千字
初版　2009 年 3 月第 1 版
版次　2025 年 6 月第 2 版
印次　2025 年 6 月第 1 次印刷
印刷　北京印刷集团有限责任公司
经销　全国各地新华书店
书号　ISBN 978-7-5214-5308-9
定价　35.00 元

获取新书信息、投稿、为图书纠错，请扫码联系我们。

版权所有　盗版必究
举报电话：010-62228771
本社图书如存在印装质量问题请与本社联系调换

《名医与您谈疾病丛书》

编委会

学术顾问　钟南山　郭应禄　王陇德　葛均波
　　　　　　张雁灵　陆　林

总　主　编　吴少祯

执行总主编　夏术阶　李广智

编　　委（按姓氏笔画排序）

丁小强　万欢英　王丽华　王灵台

王侠生　王宪衍　王祖承　方　栩

方宁远　冯　波　朱光斗　刘志民

李　刚　李　斌　李广智　吴艺婕

何大为　何家扬　邹海东　陈生弟

陈雨强　周玉坤　郑　兴　赵　瑛

胡修全　夏术阶　倪立青　徐　通

徐一峰　徐金华　黄　勇　董　频

程怀瑾

科普顾问　朱建坤

《慢性咽炎》

编委会

主　审　董　频

主　编　孙臻峰　严敏珠

编　委　（按姓氏笔画排序）

丁　健　门永芝　王　果

王保鑫　毛　薇　朱培燕

刘　文　严敏珠　李正文

杨　森　张　佳　张　程

张彦惠　陈立晓　陈禹帆

罗　丹　唐奕韬　董雪林

出版者的话

党的十八大以来，以习近平同志为核心的党中央把"健康中国"上升为国家战略。十九大报告明确提出"实施健康中国战略"，把人民健康放在优先发展的战略地位，并连续出台了多个文件和方案，《"健康中国2030"规划纲要》中就明确提出，要加大健康教育力度，普及健康科学知识，提高全民健康素养。而提高全民健康素养，有效防治疾病，有赖于知识先导策略，《名医与您谈疾病丛书》的再版，顺应时代潮流，切合民众需求，是响应和践行国家健康发展战略——普及健康科普知识的一次有益尝试，也是健康事业发展中社会治理"大处方"中的一张有效"小处方"。

本次出版是丛书的第三版，丛书前两版出版后，受到广大读者的热烈欢迎，并获得多项省部级奖项。随着新技术的不断发展，许多观念也在不断更新，丛书有必要与时俱进地更新完善。本次修订，精选了44种常见慢性病（有些属于新增病种），病种涉及神经系统疾病、呼吸系统疾病、消化系统疾病、心血管系统疾病、内分泌系统疾病、泌尿系统疾病、皮肤病、风湿类疾病、口腔疾病、精神心理疾病、妇科疾病和男科疾病等，分别从疾病常识、病因、症状表现、诊断与鉴别诊断、治疗和预防保健等方面，进行全方位的解读；写作形式上采用老百姓最喜欢的问答形式，活泼轻松，直击老百姓最关心的健康问题，全面关注患者的需求和疑问；既适用于患者及其家属全面了解疾病，也可供医务工作者向患者介绍病情和相关防治措施。

本丛书的编者队伍专业权威，主编都长期活跃在临床一线，其中不乏学科带头人等重量级名家担任主编，七位医学院士及专家（钟南山、郭应禄、王陇德、葛均波、陆林、张雁灵）担任丛书的学术顾问，确保丛书内容的权威性、专业性和前沿性。本丛书的出版不仅是全体患者的福音，更是推动健康教育事业的有力举措。

　　本丛书立足于对疾病和健康知识的宣传、普及和推广工作，目的是使老百姓全面了解和掌握预防疾病、科学生活的相关知识和技能，希望丛书的出版对于提升全民健康素养，有效防治疾病，起到积极的推动作用。

中国医药科技出版社

2020年6月

再版前言

亲爱的读者，当您翻开这本书时，或许正经历着咽部不适的困扰，或许因反复清嗓影响社交而苦恼，又或许因久治不愈的咳嗽而难以安眠。作为守护咽喉健康的耳鼻咽喉头颈外科医生，我们每天都会在诊室遇见数十位慢性咽炎患者。这个看似普通的疾病，正悄然影响着我国约35%成年人的生活质量。

在临床实践中，我们发现许多患者都曾陷入这样的困境：有人将咽部不适简单归咎于"上火"，用遍清热解毒药物却收效甚微；有人反复使用抗生素，导致菌群紊乱加重症状；还有人因恐惧喉镜检查延误诊治时机。这些认知误区的背后，折射出公众对咽喉健康科学认知的匮乏。

本书以循证医学为根基，结合中医学智慧，系统梳理慢性咽炎的现代认知体系。通过阅读本书，您可以学到关于慢性咽炎的常识、病因、症状、诊断和治疗知识，认识咽喉作为呼吸、消化、发音"三重门户"的大致构造，了解慢性咽炎概况，理解胃食管反流、鼻腔疾病等隐匿病因的蝴蝶效应，了解电子喉镜等检查技术的临床价值，更可以系统了解到从生活方式调整到精准治疗的完整解决方案。

特别说明的是，我们采用中西医双视角解读治疗方案，西医学的雾化吸入与中医学的体质辨证，这些看似迥异的疗法实则存在着微妙的协同效应。书中收录的诊疗方式、中医方法等，均来源于临床实践的真实数据。

咽喉虽为方寸之地，却是生命活力的晴雨表。期待这本凝聚了临床经验与医学新知的书籍，能成为您走出"咽喉迷雾"的指南针。让我们携手开启这段科学认知之旅，重拾"咽清气爽、自在交流"的生命之美。

编者
2025年3月

目录

常识篇

病因篇

症 状 篇

诊断与鉴别诊断篇

治 疗 篇

常 识 篇

- ◆ 咽部是什么样的?
- ◆ 咽部的淋巴组织有什么特点?
- ◆ 腭扁桃体的构造是什么?
- ◆ 什么是淋巴滤泡?
- ◆ 什么是腺样体?
- ◆ ……

咽部是什么样的？

咽部（pharynx）位于颈部，是连接口腔、鼻腔与下呼吸道（喉、气管）以及消化道（食管）的通道。咽部可以形象地比喻为一条湿润且柔软的走廊。使用内窥镜观察，我们会看到一层光滑、粉红色的黏膜，黏膜表面布满细小的血管，好似细细的红色纹理，散发着健康的光泽。

从上向下看，鼻咽（nasopharynx）与鼻腔相通，主要功能是让空气经过鼻部进入咽喉。鼻咽顶部通常可见腺样体（咽扁桃体），腺样体在儿童时期较为发达，若过度增生则可能引起鼻塞、打鼾等问题。鼻咽黏膜与咽鼓管开口相连，与中耳压力平衡密切相关，若此处发生炎症或堵塞，会出现耳闷、听力下降等症状。

位于中间的口咽（oropharynx）通过腭咽弓与软腭等结构与口腔衔接，这里既是食物通往食管的必经之路，又与语言发音、口腔清洁等息息相关。常见的腭扁桃体就位于口咽两侧，扁桃体肥大或反复感染会影响吞咽与局部免疫功能。口咽处的黏膜相对敏感，若受到过度刺激（如烟、酒、辛辣食物或粉尘等），容易发生慢性炎症，出现咽痛、异物感等不适。

最下方的喉咽（laryngopharynx）紧邻喉部与声门上方，是食管与气管的"分岔口"。当吞咽动作发生时，会厌软骨会自动关闭喉门，避免食物或液体进入气管。该区域黏膜较薄，受到刺激时也容易出现炎症、充血与疼痛。同时，喉咽与声带、声门关系密切，在发声过程中起着共鸣和导向作用。

咽部的功能多种多样，它同时参与呼吸、吞咽、发声及免疫防御。呼吸时，空气经鼻咽与口咽通往气管；吞咽时，肌肉动作协调，将食物导入食管并防止呛咳；发声时，它与声带形成共鸣，并使声音清晰。此外，咽部还含有淋巴组织，可抵御入侵的病菌与病毒，维护局部及全身健康。

在日复一日的呼吸与吞咽之中，咽部默默地为身体大厦"输送粮草，运送氧气"，是不可或缺的"中转站"。纵然它"低调"地存在于颈项深处，却无时无刻不在见证着每一口食物的入口以及肺腔每一次与外界的交融。

了解咽部的结构和功能（图1-1），让我们更加体会到其在整个呼吸、消化系统中所承担的关键作用。也唯有悉心呵护它的健康，才能让我们从清晨的一杯温水，到午夜的一声叹息，都保持畅通无阻、清爽无碍。

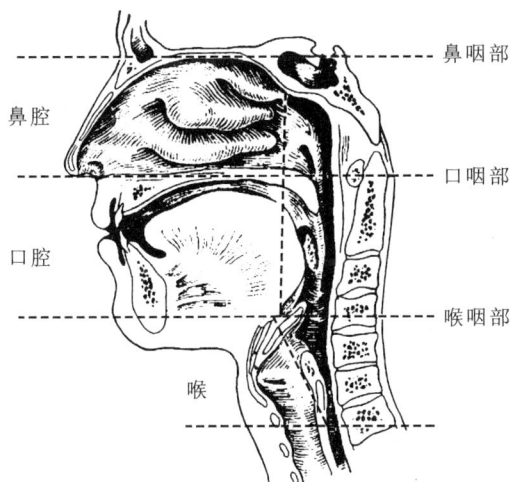

图1-1　咽部侧面观

咽部的淋巴组织有什么特点？

咽部是空气、食物与声音传输的通道，同时还蕴藏着人体重要的免疫防御系统——淋巴组织。位于咽部周围的淋巴组织构成了Waldeyer淋巴环，又称咽淋巴环（图1-2，图1-3），这是一个由多组淋巴结、扁桃体及相关免疫细胞组成的防线，专门负责监测和抵御从口鼻进入的各种病原体。Waldeyer淋巴环包括了以下关键部位。

（1）腭扁桃体：位于口咽两侧，是最为人们所熟知的扁桃体。它们在儿童时期较大，随着年龄增长而逐渐缩小，但始终保持着监视口腔与上呼吸道病原体的功能。

（2）咽扁桃体（腺样体）：主要位于鼻咽部，是鼻腔和中耳之间的重要屏障。腺样体在儿童时期常因反复感染而增大，可能导致鼻塞、打鼾，甚至影响耳内压力平衡。

（3）舌扁桃体：位于舌根部，体积虽然较小，但也在局部免疫防御中发挥作用。

（4）咽鼓管扁桃体：分布在靠近耳咽管入口处，协助调节耳咽管的通畅与压力平衡。

这些淋巴组织都处在战略性位置。由于咽部是外界与内环境直接交界的区域，细菌、病毒、灰尘等微粒极易通过口鼻进入体内。咽部淋巴组织正好位于这些通道的关键部位，充当第一道免疫防线。一旦有病原体侵入，它们便会迅速捕捉、识别并启动免疫反应，产生抗体，尤其是分泌型免疫球蛋白A，以中和并清除入侵物。

此外，在咽淋巴环内环的外围，颈部淋巴结相互连接形成了咽淋巴环外环，主要包括颈淋巴链中颈深淋巴结的上组、下组。这些外环淋巴结与内环淋巴结之间通过淋巴管道实现信息和免疫细胞的交换，共同构成了咽部的双重防御屏障。这样的结构不仅能有效抵御外界微生物和病毒的入侵，还能在咽部疾病的诊断、治疗和预后评估中发挥至关重要的作用。

值得一提的是，咽部淋巴组织在儿童时期尤为发达。这是因为儿童的免疫系统尚未完全成熟，外界病原体较易入侵，因而需要更为强大的局部免疫防御。随着年龄增长，这些组织会逐渐萎缩，但仍然保持着重要的免疫功能。部分成人扁桃体可能由于长期反复的刺激和感染，出现扁桃体慢性炎症，从而影响咽部的整体健康。

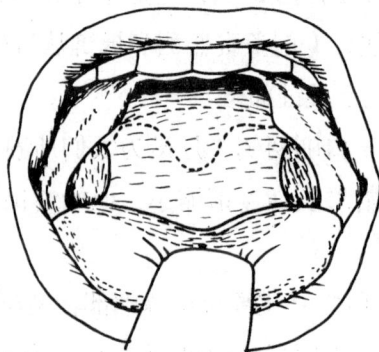

图1-2　咽淋巴环示意图

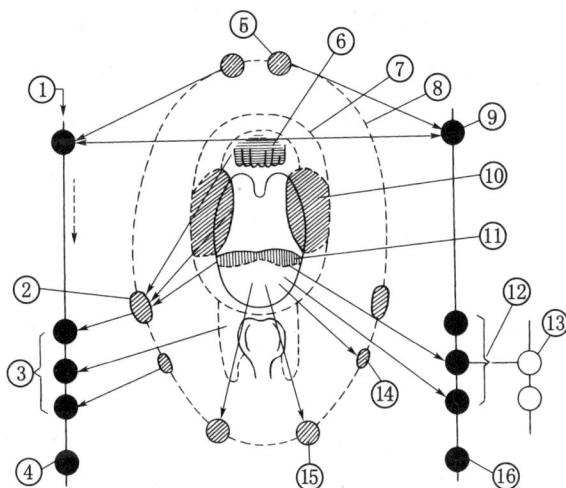

图1-3 咽淋巴环与颈淋巴结关系示意图

①颈静脉淋巴结链；②下颌角淋巴结；③颈深淋巴结中群；④颈深淋巴结下群；⑤咽后淋巴结；⑥咽扁桃体；⑦咽淋巴环内环；⑧咽淋巴环外环；⑨颈深淋巴结上群；⑩腭扁桃体；⑪舌扁桃体；⑫颈深淋巴结中群；⑬颈深淋巴结后群；⑭颌下淋巴结；⑮颌下淋巴结；⑯颈深淋巴结下群

腭扁桃体的构造是什么？

腭扁桃体是位于口咽两侧的淋巴组织，属于咽淋巴环内环的重要组成部分，其主要功能是对抗进入呼吸道和消化道的病原体。从解剖上看（图1-4），腭扁桃体呈椭圆形或扁平状，通常被一层致密的纤维性囊膜包裹，这层囊膜将腭扁桃体与周围的软组织分隔开来，为其提供一定的保护和支持。

腭扁桃体的内部主要由大量的淋巴滤泡组成，这些滤泡中密集排列着B淋巴细胞和部分T淋巴细胞，是免疫反应的重要场所。滤泡外则是散在的淋巴细胞和其他免疫细胞，共同构成了一个活跃的免疫监测网络。腭扁桃体表面覆盖复层扁平上皮，这种复层扁平上皮在部分区域会向内部形成深而狭窄的隐窝，即扁桃体隐窝，这些隐窝可以大大增加其与外界接触的面积，有助于捕捉进入口咽的微生物和抗原。

　　腭扁桃体拥有丰富的血管网络，主要来源于面动脉、咽升动脉和舌动脉的分支。这种充足的血供不仅为扁桃体内的免疫细胞提供了必要的营养和氧气，还帮助它们迅速将抗原信息传递到全身免疫系统中，调动更多的防御力量。与此同时，腭扁桃体的淋巴引流主要通过颈部的淋巴结系统，尤其是颈深淋巴结，确保在局部发生感染时，免疫细胞能够迅速集结，进行高效的免疫反应。

　　腭扁桃体常被形象地称为"口咽的前哨站"。在儿童时期，由于免疫系统正在逐步建立，腭扁桃体通常较大且活跃，因此儿童更容易出现扁桃体炎或扁桃体肥大的情况。随着年龄的增长，腭扁桃体的体积和免疫活性会有所减弱，但它仍然是人体抵抗外来病菌的重要防线之一。

　　在日常生活中，我们经常会听到"扁桃体发炎"这个词。实际上，当腭扁桃体受到反复感染或过度刺激（如长期暴露在烟尘、污染环境中，饮食不当等）时，其内部的免疫细胞会持续处于激活状态，导致局部发生慢性炎症。这种情况不仅会引起喉咙疼痛、吞咽困难，还可能伴随着发热和全身不适。为此，保持良好的生活习惯和适当的卫生措施，如勤漱口、合理饮食、避免吸烟和过度饮酒等，对于保护腭扁桃体及整个口咽部的健康非常重要。

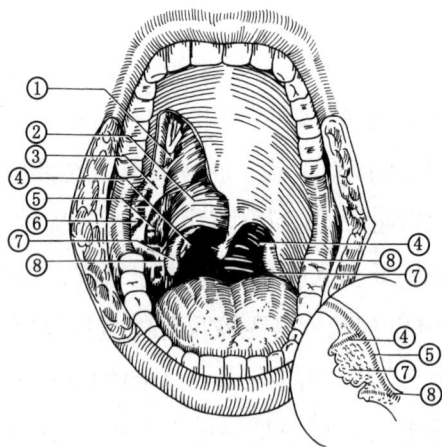

图1-4　扁桃体解剖图

①腭大动脉及神经；②腭帆提肌；③钩突；④腭咽弓；⑤咽上缩肌；⑥颊肌；⑦扁桃体；⑧腭舌弓

什么是淋巴滤泡？

淋巴滤泡是人体免疫系统中的基本单位，由大量聚集的淋巴细胞构成，主要任务是捕捉和处理进入体内的病原体。可以把它们想象成体内的小型"防御工厂"或"哨兵站"，分布在各种淋巴器官中，如淋巴结、扁桃体及其他黏膜相关组织中。它们通常呈球形或卵圆形，内部一般分为外周区和中心区，当受到抗原（病原体）刺激时，中心区会形成生发中心，使B淋巴细胞迅速增殖、分化并产生高亲和力的抗体，同时建立免疫记忆。

在咽部，淋巴滤泡不仅存在于腭扁桃体和咽扁桃体等较为集中的免疫组织中，还散布在咽后壁的黏膜下层。咽后壁的淋巴滤泡虽呈散在分布状态，但同样扮演着重要的防御角色，它们如同散落在咽部内壁的小哨所，能在细菌、病毒等外来物质进入口咽时迅速捕捉它们，并激活局部的免疫反应，产生免疫球蛋白A，这种抗体能够在黏膜表面中和并清除入侵的微生物，从而阻止感染扩散。

从结构上看，这些淋巴滤泡主要由B淋巴细胞、T淋巴细胞和树突状细胞构成。B淋巴细胞负责产生抗体，而T淋巴细胞则参与调节免疫反应，树突状细胞帮助识别并呈递抗原。简单来说，淋巴滤泡就像一座座小型军事基地，当外敌来袭时，这些基地就会迅速组织起防御部队，调动抗体，从而保护整个咽部及上呼吸道。

我们可以把咽部的淋巴滤泡比作"体内的哨兵"，它们不仅布防在咽部的各个关键部位，还与其他免疫器官形成了一个互相联系的网络。咽后壁的淋巴滤泡与Waldeyer淋巴环中的各个扁桃体，以及颈部的淋巴结，通过淋巴管道相互通信，共同构筑起一座坚固的防御墙。这种内、外环互通的结构确保了当我们吸入空气、进食或说话时，任何试图入侵的微生物都能在第一时间被发现和清除。

实际上，淋巴滤泡的活跃状态是我们体内免疫系统正常运作的一个标志。当咽部受到刺激时，这些淋巴滤泡可能会增大或变得更加活跃，这就是医生在咽炎或扁桃体炎等疾病检查中观察到的现象。理解这一点有助于我们认识到，当咽部出现持续性红肿或疼痛时，这不仅仅是局部炎症的表现，同时也是免疫系统在积极反应的一种信号。需要强调的是，咽后壁已增生的淋巴滤泡一般不会自行消失，甚至在慢性咽炎经过治疗、症状消除后，该淋巴滤泡可能仍然存在，此时无须进一步处理。至于那些平时没有明显不适，只是偶尔在照镜子或体检时发现咽后壁上有几颗增生的淋巴滤泡颗粒，不必过于担心。可以将它们看作是脸上的几颗痣，痣有时可能影响外观或在极少数情况下发生恶性变，但咽后壁的淋巴滤泡几乎没有这种风险。因此，出现这种现象基本上不需要额外的干预，也无须过度担忧。

什么是腺样体？

腺样体，又称为咽扁桃体，是位于鼻咽部的一种淋巴组织，属于前面所述的人体免疫系统Waldeyer淋巴环的重要组成部分。它位于鼻腔后上方、软腭后面，是一个隐蔽但关键的防御组织。腺样体主要由密集的淋巴细胞、淋巴滤泡和支持性结缔组织构成，表面覆盖着纤毛伪复层上皮和一层黏液，这些结构有助于捕捉并清除通过鼻腔进入体内的病原体，如细菌和病毒。

腺样体的位置较为特殊，它不直接暴露于口腔内，而是位于鼻咽的后壁上，起到"守门员"的作用。当我们用鼻子呼吸时，空气中的微生物首先会经过腺样体，这里丰富的淋巴细胞便会对吸入的微粒进行初步的筛查和免疫反应。腺样体中的B淋巴细胞和T淋巴细胞在接触到抗原后能迅速激活，产生抗体，特别是分泌型免疫球蛋白A，从而在局部形成一道免疫屏障，有效防止感染扩散。

在儿童时期，由于免疫系统尚在发育，腺样体通常较大且功能活跃。这一阶段的腺样体对抵御外界病原体入侵至关重要，但有时也可能因反复感染或持续炎症而出现肥大。肥大的腺样体可能会引起一系列问题，如鼻塞、打鼾、呼吸不畅，甚至影响中耳引流，导致中耳反复发炎，严重时还可能引起睡眠呼吸暂停等症状。

近年来，随着检查技术的发展，"是否需要手术切除腺样体"成了诸多家长关心的问题，在此处我们给予一些参考。首先，若儿童出现持续性鼻塞、张口呼吸及睡眠障碍，且这些症状已经明显影响到日常生活和学习，医生通常会建议进一步检查。其次，通过影像学检查（如侧颈X线片或鼻咽内窥镜）评估腺样体的大小及其对鼻咽通道的阻塞程度，这是一个重要依据。一般来说，当腺样体导致鼻咽通道阻塞率超过50%至70%，或者腺样体肥大达到Ⅲ级或以上时，手术切除就可能是必要的。第三，反复中耳炎或有中耳积液，且经过非手术治疗效果不佳时，也可以考虑手术治疗。此外，如果腺样体肥大对儿童的生长发育和整体生活质量造成持续负面影响，也应引起重视。

需要指出的是，对于那些仅在体检中偶然发现腺样体轻度增大，但没有明显不适症状的儿童，则不需要进行手术干预。通常，腺样体在儿童6~7岁时最为活跃且体积较大，随着年龄增长和免疫系统的逐步发育成熟，多数儿童的腺样体会在10岁之后逐渐缩小。换句话说，在没有严重影响生活的情况下，许多轻度腺样体增生的儿童在青春期前后会自然恢复到较小的体积，无需手术干预。

什么是舌扁桃体？

舌扁桃体是位于舌根后部的一组小型淋巴组织，属于上呼吸道免疫防御系统的一部分。它也属于Waldeyer淋巴环，虽然其体积较小且位置较隐蔽，但在捕捉进入口咽区域的病原体、启动局部免疫反应中发挥着重要作用。舌扁桃体主要由大量淋巴滤泡构成，这些淋巴滤泡内富含B淋巴细胞和T淋巴细胞，能够在遇到细菌、病毒等外来抗原时迅速激活，产生抗体，形成一道防御屏障，防止病原体向下扩散。

保持良好的口腔卫生、健康的生活习惯以及适当的休息，有助于维持舌扁桃体和整个口咽区域的正常功能。如果在体检时偶然发现舌扁桃体轻

度增生但无明显不适，通常无需过多担心，因为这种变化大多属于正常的
生理现象。只有在反复感染、持续咽痛或出现吞咽困难等症状时，才需要
进一步就诊以明确是否存在炎症或其他病理问题。

什么是咽侧索？

咽侧索是指散布在咽部侧壁上的一片或一条较为松散的淋巴组织，其
构造和功能与扁桃体类淋巴组织有所不同。咽侧索与腭扁桃体、咽扁桃体
那种成团聚集、具有明显边界和囊膜包裹的淋巴器官不同，它没有清晰的
界限，以片状或带状的形式散布在咽部两侧，构成了一种连续性的免疫
网络。

咽侧索主要由T淋巴细胞、B淋巴细胞及其他免疫细胞组成，其免疫活
性依靠分散在咽壁黏膜下的细胞进行。正因为其分布较为分散，咽侧索能
够覆盖更大面积的咽部表面，帮助捕获那些可能从口咽进入体内的病原体。
咽侧索与集中性的扁桃体形成了互补关系，共同构成了咽部免疫防御的两
道屏障，即便它们的存在不容易被直观看出，但正是这些分散的小"哨兵"
在维持口咽部健康中发挥着不可替代的作用。

在大多数情况下，咽侧索的轻度增生是机体正常免疫调节的表现，不
必过度担忧。保持良好的口咽卫生和健康的生活习惯，通常能够帮助维
持局部免疫平衡，预防炎症反复和病情的进一步发展。如果症状持续或
明显加重，及时就医检查仍是必要的，可以获得科学准确的诊断和治疗
建议。

咽部有哪些潜在腔隙？

咽部不仅仅是空气和食物传递的通道，它还存在着若干解剖学上的潜
在腔隙，这些腔隙在正常情况下通常是狭窄且隐蔽的，但在感染、炎症或
外伤时，可能充满液体、脓液甚至空气，从而成为病变扩散的"通道"。例

如，腭扁桃体表面存在的多个深而狭窄的扁桃体隐窝，这就属于一种潜在腔隙。虽然这些隐窝在平时有助于捕捉并清除进入口咽的病原体，但它们也可能在慢性炎症时成为细菌和病毒的藏匿处，加重局部炎症。

另外，咽内部还有两个重要的解剖空间：咽后间隙和咽旁间隙。咽后间隙位于咽后壁与颈椎前方，由前纵韧带和椎体限定，正常情况下仅充满少量松散结缔组织和脂肪，但在感染时，细菌容易在这一空间内扩散，形成咽后脓肿，并可能沿着脊柱前纵韧带向下蔓延至上纵隔。咽旁间隙则位于咽部侧壁，与颈部深层筋膜和淋巴结相邻，其边界较为宽广，虽然平时处于闭合状态，但一旦感染，病原体可借此空间扩散到颈部其他区域，引发蜂窝织炎等并发症。

在咽部与喉部的交界区域，还存在梨状窦这一结构。梨状窦位于喉咽部两侧，由黏膜和部分软骨构成，虽然主要参与声音共鸣，但在某些情况下，也可能因分泌物积聚而诱发局部炎症。

以上间隙的存在不仅使咽部具备灵活的功能，如调节空气和食物的通过、协助发声，还在一定程度上影响了疾病的扩散路径。慢性咽炎或急性咽部感染时，这些腔隙可能成为炎症介质和病原体扩散的通道，临床上在检查和治疗时应予以充分重视。近年来，咽旁间隙感染的发生率有所提高，临床上，咽旁间隙感染常表现为严重的颈部疼痛、发热、吞咽困难和颈部肿胀，部分患者可能出现三角肌区域压痛、口角偏斜，甚至出现呼吸困难和舌头运动受限等症状。由于咽旁间隙感染位于深部组织，病情进展较快且容易侵及邻近结构，因此一旦怀疑，应尽早通过影像学检查（如CT扫描或MRI检查）确诊，并评估感染范围和深度，积极接受治疗。

咽壁的构造是什么？

咽壁是构成咽部的重要结构，其主要由四层构成，即黏膜层、黏膜下层、肌肉层和外部结缔组织（外膜）。各层在不同区域的分布和特点有差异，但共同保证了咽部在呼吸、吞咽和发声过程中的正常功能。

首先，黏膜层是咽壁最内侧的部分。在鼻咽区域，黏膜主要由假复层纤毛柱状上皮构成，伴有丰富的杯状细胞，这种结构有助于分泌黏液，捕捉空气中的微粒和病原体；而在口咽和喉咽部分，则主要是复层扁平上皮，这种上皮具有较强的抗磨损能力，可以抵御食物通过时的摩擦损伤。黏膜层下面是一层细密的基底膜，为上皮细胞提供支持和营养。

紧接着是黏膜下层，这一层主要由松散的结缔组织构成，内含丰富的血管、淋巴管和神经纤维。在这一层组织中，还常常分布有少量的黏液腺和淋巴滤泡，尤其在扁桃体区域和咽后壁，这些淋巴组织参与局部免疫防御，形成Waldeyer淋巴环的一部分。黏膜下层的存在不仅为黏膜层提供营养，也为肌肉层提供必要的弹性和缓冲。

肌肉层是咽壁的中间层，主要由几组肌肉构成，其中最为重要的是三组环状的咽缩肌，即上、中、下咽缩肌。它们围绕咽腔呈同心圆排列，在吞咽时协同收缩，将食物从口腔推入食管，同时防止食物误入气道。此外，咽壁还含有几条纵向肌肉，如咽旁肌和颏舌肌，它们参与调节咽腔的形态和功能，使咽部在发声、咀嚼和吞咽过程中更加灵活。肌肉层的协调运动对于维持咽部正常功能至关重要，它不仅能确保食物顺利下咽，也能在咽部受到刺激时协助清除异物。

最外层是结缔组织层，也称为外膜或外侧包膜。这一层由致密的结缔组织构成，通常与颈部深筋膜相连，将咽壁固定在周围结构上，同时也提供了一定的保护和支撑。与腹腔内的器官不同，咽部没有完整的浆膜覆盖，其外部主要依赖这层结缔组织与周围结构形成紧密联系，以保持咽腔的稳定性和形态。

咽部的血管及神经有哪些？

咽部作为连接口腔、鼻腔与下呼吸道的重要通道，其血管和神经系统构成了一张精密的供应和调控网络，既能为咽部提供充足的血液、氧气与营养，也确保吞咽、发声、反射与局部免疫反应协调有序地进行。不同于其他器官那样简单的供血或神经布置，咽部的解剖结构在血管和神经分布上都显示出独特的区域特征和复杂性（图1-5）。

在血管方面，咽部主要依赖于外颈动脉系统的多个分支来满足其代谢和功能需求。外颈动脉主要分支有咽升动脉、甲状腺上动脉、腭升动脉、腭降动脉、舌深动脉等。这些动脉如同一张复杂的高速公路网络，将氧气和营养物质迅速输送到咽部各个区域，支持其在吞咽和发声等动态过程中所需的高能量消耗。其次，咽部的静脉系统由多个细小静脉构成，汇入一个广泛的静脉丛，最终汇入颈内静脉。这个静脉网络不仅负责将代谢废物和缺氧血液带走，还为局部炎症和感染提供了排出途径。

在神经系统方面，咽部的功能调控则主要依靠一套称为"咽丛"的神经网络，该网络集中了感觉、运动和自主神经纤维。

（1）感觉神经：主要由舌咽神经的分支提供，它负责传递来自咽部后壁、扁桃体以及部分咽腔的痛觉、温度和触觉信息。部分来自迷走神经的感觉纤维也参与其中，共同构成了咽部的感觉输入系统，这对于触发保护性咽反射（如呕吐反射）十分重要。

（2）运动神经：主要由迷走神经支配，调控咽部各组肌肉的协调收缩。咽部肌肉的有序运动是完成吞咽动作和维持发声正常的重要基础，迷走神经在这一过程中起到"指挥官"的作用，确保食物顺畅通过并防止误吸。

（3）自主神经：来自颈上交感神经节的交感神经纤维和部分迷走神经自主分支，调节局部血管收缩以及肌肉张力，从而维持咽部在不同生理状态下的平衡。

我们可以把咽部的血管看作是一个繁忙的高速公路系统，而神经则像是一套精密的通信网络。正是这两者的密切配合，才使得咽部在日常的吞咽、发声和防御外来病原体的过程中表现出高效且协调的功能。咽部的血管和神经系统构成了一个复杂且高效的生理网络，为咽部的各项功能提供了坚实保障。血管确保了充足的营养供应以及排出废物，神经则协调了感觉与运动反应，共同维护了咽部在吞咽、发声及免疫防御中的关键作用。

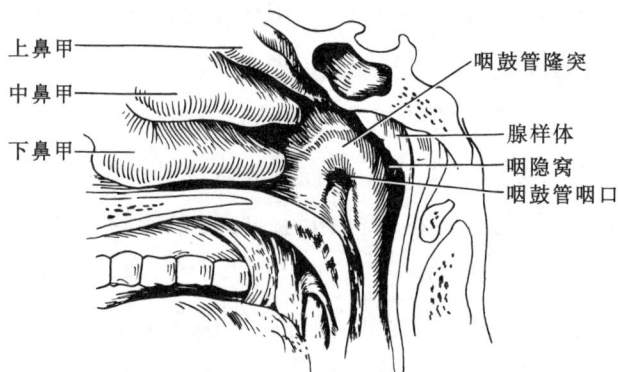

图1-5 咽鼓管示意图

上鼻甲
中鼻甲
下鼻甲
咽鼓管隆突
腺样体
咽隐窝
咽鼓管咽口

咽部有什么作用？

咽部不仅是一个简单的通道，还是一座多功能的"枢纽站"，在人体内承担着多重且精密的生理任务。首先，咽部是呼吸与消化系统之间的共同通路，它既负责将空气从鼻腔传送到下呼吸道，也为食物和液体提供一条通往食管的顺畅通道。在吞咽过程中，咽部肌肉协调收缩，既要确保食物顺利下行，又要防止食物误入气管，从而保护下呼吸道免受异物侵袭。

咽部还是声音产生和共鸣的重要场所。当气流经过声带振动后，咽部、口腔和鼻腔共同构成一个复杂的共鸣腔体，这种结构不仅影响声音的音质和音色，还使得人类的语言表达更加丰富和有力。可以说，咽部在发声过程中起到了"调音板"的作用，对我们日常的交流和表达至关重要。

咽部内壁分布着丰富的黏膜和免疫组织，如扁桃体、淋巴滤泡和咽侧索等，它们共同构成了局部免疫防线。这些免疫细胞能够在第一时间识别并清除吸入的病原体，从而预防上呼吸道感染。换句话说，咽部不仅是物质运输的通道，更是人体对抗外界侵袭的"前哨"，为整个呼吸道和消化道提供了坚实的免疫保护。

此外，咽部还承担着感知和反射的任务。当受到刺激时，咽部会通过复杂的神经网络触发保护性反射，如咳嗽和呕吐反射，这种机制有助于迅速清除可能引起感染或损伤的异物和病原体，保障机体的安全。

咽部与呼吸有何关系？

咽部作为空气进入下呼吸道的必经之路，其解剖位置和结构决定了它在呼吸过程中的基本作用。空气从鼻腔进入后，会先经过鼻咽，那里有纤毛细胞和杯状细胞分泌的黏液，起到加湿、预热和过滤空气中微粒及病原体的作用。随后，空气经过口咽和喉咽，进入喉部并最终传送到气管和肺部。这一路径的顺畅对维持人体正常气体交换至关重要。

咽部在空气预处理和防御过程中发挥着双重作用。首先，其黏膜层分泌的黏液不仅能捕捉空气中的尘埃，还能加温和湿润空气，使其更适合进入肺部，从而保护肺部黏膜免受干燥和寒冷的刺激，同时，咽内部丰富的淋巴组织（如扁桃体、淋巴滤泡和咽侧索）起到免疫监测作用，能及时捕捉并清除入侵的病原体，为下呼吸道构建第一道防线。

在维持气道通畅方面，咽部肌肉的协同收缩至关重要。在吞咽过程中，这些肌肉不仅确保食物顺利进入食管，同时也维持气道的开放，使气流顺畅。此外，咽部丰富的神经末梢能感知局部刺激和气流变化，触发咳嗽和咽反射，帮助清除可能堵塞气道的异物。

咽部与睡眠呼吸障碍之间也有紧密联系。夜间，尤其是在深睡眠阶段，咽部肌肉张力可能降低，如果咽部结构存在狭窄或因扁桃体、腺样体肥大而引起的阻塞，容易导致气道部分塌陷，从而引发打鼾甚至阻塞性睡眠呼吸暂停，这显示了咽部在调节呼吸功能时的潜在风险。

此外，咽部还参与呼吸反射和局部环境调节。咽部对外界异物极为敏感，一旦检测到可能阻塞气道的微粒或分泌物，会迅速触发咳嗽和呕吐反射，及时清除异物，同时，咽部黏膜下层丰富的血管通过扩张或收缩调节局部温度和环境，为气体交换创造更理想的条件。

　　咽部作为上呼吸道的一部分，其健康状态直接关系到整个呼吸系统的抗感染能力。咽部黏膜的完整性和免疫功能是防止病原体入侵下呼吸道的重要屏障，当这一屏障因感染、过敏或其他外界因素受到破坏时，容易引起肺部感染，甚至诱发更严重的呼吸系统疾病。因此，从预防和治疗的角度来看，保持咽部清洁、避免烟酒刺激、改善室内空气质量，以及及时治疗咽部炎症，都有助于维持整个呼吸系统的健康。

咽部与吞咽有什么关系？

　　咽部是吞咽过程中的关键枢纽。首先，咽部作为食物和液体从口腔进入食管过渡的通道，其解剖结构和功能设计确保了吞咽过程的顺畅。食物在口腔经过咀嚼和混合唾液后，被舌头推向咽部，而咽内部的一系列协调性肌肉则会有序收缩，将食物推向食管，同时通过会厌和软腭等结构防止食物误入气道。

　　在吞咽过程中，咽部发挥着两大作用。

　　（1）传导作用：咽部的肌肉在吞咽时有节律地收缩，形成一种蠕动式的运动，将食物沿着预定路径传送到食管。这个过程既保证了食物的高效传递，也保护了呼吸道不受干扰。

　　（2）保护作用：当食物通过咽部时，会厌迅速抬起覆盖喉口，软腭则抬高阻隔鼻腔，确保食物不会误入气管。咽部的感觉神经还能及时检测到异常，触发咳嗽或咽反射，防止异物进入呼吸系统。

　　此外，咽部还参与吞咽反射的调控。吞咽不仅是一个自愿动作，更包含了许多反射性步骤，这些步骤由咽部内复杂的神经网络协调控制，确保吞咽过程迅速、精准且安全。正因如此，任何咽部结构或功能的异常，如慢性咽炎、肿瘤或神经损伤，都可能直接影响吞咽效率，导致吞咽困难或误吸等问题。

咽部与发音有什么关系？

我们可以把咽部想象成一个"声音调音室"。当空气通过咽部时，咽部黏膜分泌的少量黏液起到润滑和过滤的作用，而丰富的血管和弹性组织则使得声音在传播过程中获得微妙的调节效果。这种调节作用不仅影响音高和音色，还能帮助过滤一些杂音，使得发出的声音更具有辨识度。

当发音和讲话时，咽腔可以变成各种不同的形状，产生共鸣作用，使语言清晰悦耳。其中，腭帆的活瓣作用尤为重要。咽腔的大小、咽壁的紧张度以及喉部的位置与发音密切相关。例如，在测量口咽的前、后径时，发"衣"音时比发"喔"音时大4~5倍。

当呼出的气流冲击闭合的声门时，会使声带振动，从而发出元音。振动的气流再通过口、鼻等不同部位，便能产生各种音调和辅音。如下所示。

气流通过上下牙齿之间，可发出"c、s、z、sh、zh"等齿音。

气流通过舌和硬腭之间，可发出"i、r、x、q"等舌音。

气流通过舌与软腭之间，可发出"g、k、h"等喉音。

气流通过舌与牙之间，可发出"d、t、j"等舌齿音。

气流通过两唇之间，可发出"b、p、f、v、w"等唇音。

气流通过鼻腔，可发出"m、n"等鼻音。

虽然咽部并不直接决定发音，但它对语言的形成和清晰度起着重要作用。咽腔是一个可变的共鸣腔道，其大小和形态的变化会影响声音的共鸣，使之更加清晰、悦耳。鼻咽腔能够吸收一定的音调，使部分声波无法传播出去，同时赋予嗓音特殊的音色，这一作用对于歌唱者尤为重要。例如，如果悬雍垂松弛，鼻咽腔开放，气流在发音时会经鼻腔排出，导致发音带出现鼻音；如果软腭上举，与咽后壁接触，鼻腔和鼻咽腔完全与口腔隔开，则会失去鼻腔的共鸣作用，音波从口腔直接传播到外界。

鼻咽腔在发音和共鸣的功能上可分为以下四种情况。

（1）鼻咽腔完全开放，不直接参与发音，但对共鸣起作用。

（2）鼻咽腔开放，气流通过产生鼻音，如"m、n"。

（3）鼻咽腔与口腔同时开放，产生鼻音或带有鼻音的声音。

（4）鼻咽腔关闭，不参与发音，也无共鸣作用。

咽部的这些变化对于语音的清晰度、音色的塑造以及共鸣腔的调整都至关重要，因此在发声训练、语音矫正和歌唱教学中，咽部结构和功能的调整都受到高度关注。咽部黏膜层和黏膜下层不仅提供润滑和保护，还能因其丰富的血管和弹性组织对声波产生微妙的调节作用。咽部肌肉的协调运动在吞咽和发声之间实现了无缝切换，同时也为声音的调节提供了必要的支撑。咽部的神经末梢通过反馈调控，也在一定程度上参与了声音共鸣的精细调节。

此外，咽部的形态和状态直接影响发音质量。正常情况下，咽内部的共鸣腔体能够将声带发出的原始音波放大和过滤，形成独特的声音特质，若咽部因炎症、结构异常或其他病变而发生改变，如慢性咽炎导致黏膜水肿或增生，其共鸣效果可能受到干扰，从而引起声音沙哑、低沉或失真。保持咽部健康，避免长期炎症，对于维护良好的发音质量和整体语言表达能力至关重要。

扁桃体有哪些作用？

扁桃体其实是我们口咽部免疫系统中的重要"守门员"。扁桃体主要包括腭扁桃体、咽扁桃体和舌扁桃体，它们共同构成了所谓的Waldeyer淋巴环，为上呼吸道提供第一道免疫防线。扁桃体位于空气和食物进入体内的关键通路上，因此当病原体通过口鼻侵入时，这些淋巴组织能够第一时间捕捉到外来微生物，并激活免疫细胞产生抗体，特别是分泌型免疫球蛋白A，从而在黏膜表面形成一道保护屏障。

腭扁桃体最为人们熟知，通常位于口咽两侧，肉眼可见其成团状的外观。它们由大量淋巴滤泡构成，每个滤泡内密集排列着B淋巴细胞和T淋巴细胞。当扁桃体遇到细菌或病毒时，这些免疫细胞会迅速增殖，并通过复杂的免疫反应帮助清除入侵者。咽扁桃体（又称腺样体）位于鼻咽后壁上，其功能与腭扁桃体相似，但由于位置较深，通常不易被察觉，而舌扁桃体则分布在舌根后部，同样参与局部免疫防御。

扁桃体就像是身体内部的"前哨基地"，它们通过不断"巡视"口咽区域，及时识别并拦截潜在的有害物质。尤其在儿童时期，由于免疫系统尚在发育，扁桃体通常较大且活跃，为机体提供额外的防御屏障。这也是为什么儿童常常会出现扁桃体炎，因为它们在不断应对外界病原体入侵的过程中，容易因过度反应而出现炎症。

扁桃体的免疫功能虽强大，但长期反复地感染也可能导致其功能紊乱或异常增生。比如，频繁的扁桃体炎可能使扁桃体组织发生纤维化或形成慢性炎症，甚至引起呼吸和吞咽困难。在某些情况下，医生会根据患者的具体症状和体检情况，判断是否需要进行扁桃体切除术。但需要指出的是，扁桃体虽然在炎症时容易出现问题，但它们在正常状态下对机体免疫防御的重要性是不容忽视的。

接下来，将提供一些切实维护扁桃体健康的建议，旨在帮助大家降低上呼吸道感染风险，保持免疫防线的正常功能。

首先，保持良好的个人卫生至关重要。经常洗手、避免用未清洁的手触摸面部和口咽部，可以减少病原体的传播。此外，外出时尽量避免在人多拥挤或空气污染严重的环境中逗留，特别是在流感或其他传染病流行的季节，更应注意防护。

其次，注意饮食与生活习惯，增强机体免疫力。均衡摄入各类营养，尤其是富含维生素C、维生素E及锌等微量元素的食物，提升免疫系统功能，同时，保持充足的睡眠，适当运动，改善身体整体抵抗力。此外，尽量避免过冷、过辣或刺激性食物，以减少对咽部及扁桃体的刺激，降低炎症风险。

另外，保持室内空气质量和适宜的湿度也对扁桃体健康大有裨益。使用空气净化器或加湿器，尤其在干燥季节和空气污染较严重时，可以帮助维护咽部黏膜的湿润状态，从而增强局部免疫防御功能。同时，定期开窗通风也是改善室内环境的有效方法。

最后，对于经常出现咽痛、扁桃体发炎或其他不适症状的人群，建议定期进行耳鼻喉科检查，及早发现可能存在的慢性炎症和结构异常问题。遵循医生建议，合理使用含漱液或抗炎药物，及时缓解炎症，防止病情反复。特别是儿童，在免疫系统发育期间，定期体检和科学的健康管理对维护扁桃体功能非常重要。

什么是急性咽炎？

急性咽炎是指咽部黏膜及黏膜下组织的急性炎症，咽淋巴组织也常被累及，症状主要是咽痛，咽部干燥、灼热，吞咽疼痛，还可伴有发热、头痛、食欲减退等全身症状。此病可单独发生，亦常继发于急性鼻炎或急性扁桃体炎。本病常见于秋冬季及冬春季之交。炎症早期可局限于某一部位，随病情进展常可波及整个咽腔。同时常为全身疾病的局部表现或为急性传染病的前驱症状，如麻疹、猩红热等。急性咽炎在婴幼儿中很可能是某些传染病发生的先兆，值得警惕。急性咽炎同慢性咽炎最大的不同点就是前者有明确的病原体，常常由病毒包括柯萨奇病毒、腺病毒等导致，细菌如链球菌感染也可引起。

什么是急性喉炎？

急性喉炎是指以声门区为主的喉部黏膜的急性弥漫性卡他性炎症，亦称急性卡他性喉炎，多发于冬春季，男性发病率较高，是成人呼吸道常见的急性感染性疾病之一，占耳鼻咽喉头颈外科疾病的1%~2%，主要病因为感染（如病毒、细菌感染）、用声过度、过敏等。急性喉炎可单独发生，也可继发于急性鼻炎和急性咽炎，或继发于急性传染病，主要症状为声嘶，喉部疼痛，在发声或咳嗽时疼痛加重，也可伴咳嗽、咯痰，严重时会导致吸气性呼吸困难，甚至窒息。小儿急性喉炎，因喉部解剖结构特点，更容易出现喉梗阻，情况会比较危急。

什么是小儿急性喉炎，与成人有何区别？

小儿急性喉炎是小儿以声门区为主的喉黏膜的急性炎症，常累及声门下区黏膜和黏膜下组织，起病急，多在冬春季发病，1~2月份为高峰期。婴幼儿多见，发病率较成人低，但因其喉部解剖结构的特殊性，尤其易发喉梗阻，治疗不及时可能危及生命，需引起足够的重视，主要由病毒（如副流感病毒、流感病毒等）或细菌（如金黄色葡萄球菌等）感染所致，主要症状有声音嘶哑、犬吠样咳嗽，同时可有吸气性喉鸣，严重时可出现吸气性呼吸困难。有些患儿还会伴有发热、烦躁不安、乏力等症状。

小儿喉部解剖结构较成人的特色性如下。

（1）喉腔较小，喉软骨柔软，喉内黏膜下组织松弛，发生炎症时更容易出现肿胀，导致声门狭窄，发生喉梗阻。

（2）喉部黏膜下淋巴组织及腺体组织丰富，出现炎症时易发生黏膜下肿胀导致喉腔变窄。

（3）咳嗽反射较差，气管及喉部分泌物不易排出。

（4）对感染的抵抗力及免疫力不如成人，故发生炎症时反应更重。

（5）神经系统较不稳定，容易受激惹而发生喉痉挛，除可引起喉梗阻外，还可促使充血加剧，使喉腔更加狭小。

什么是慢性咽炎？

慢性咽炎为咽部黏膜、黏膜下组织及淋巴组织的慢性炎症，常为上呼吸道慢性炎症的一部分，可分为慢性单纯性咽炎、慢性肥厚性咽炎、慢性萎缩性咽炎。本病多见于成年人，病程长，症状顽固，不易治愈，病因多种，可能是急性咽炎反复发作转化而来，也受环境因素影响，如长期接触粉尘、化学气体污染的环境，或是生活地区气候寒冷、干燥，还有不良的生活习惯，包括长期吸烟、饮酒、过度用嗓等，主要症状包括咽部异物感、咽痒、咽干、咽痛，疼痛感往往没有急性咽炎强烈，还会有刷牙时恶心、干呕现象。

什么是慢性喉炎？

慢性喉炎是指喉部黏膜被非特异性病菌感染所引起的慢性炎症。本病是最常见的喉科疾病之一，主要表现为双侧声带黏膜炎性病变。通常是因过度发声或发声不当，使喉部反复受到刺激，多见于歌手、教师等长期用嗓人群，另外，长期接触有害气体、粉尘，鼻腔、鼻窦发生的慢性炎症蔓延至喉部，以及急性喉炎反复发作等情况也会引起。主要症状表现为声音嘶哑，嘶哑程度时轻时重，讲话多时加重，同时还伴有喉部干燥、疼痛，疼痛一般不剧烈，还可能伴有喉部分泌物增多，咯痰不尽感，患者时常做清嗓动作等。根据病变程度、特性的不同，一般可分为慢性单纯性喉炎、慢性萎缩性喉炎和慢性增生性喉炎等，也有学者将其分为4型，增加了慢性肥厚性喉炎，其肥厚处与增生处组织病理学相似。慢性咽炎有向喉部蔓延的趋势，多数情况下慢性咽炎和慢性喉炎合并存在，统称为慢性咽喉炎。

急性咽炎、慢性咽炎有何联系？

急性咽炎多由病原微生物引起。慢性咽炎可由多种因素造成，一般与饮食习惯、生活工作环境等有关，但是急性咽炎反复发作、迁延不愈会导致慢性咽炎。

什么是鼻咽炎？

鼻咽炎是鼻咽部黏膜、黏膜下组织和淋巴组织的炎症，好发于冬春季节，儿童、成人均可发病，有急性、慢性之分。病因主要包括病毒（如EB病毒）和细菌感染（如链球菌）。环境因素（如长期吸入刺激性化学物质、粉尘，或生活在寒冷、干燥的环境中）、鼻腔疾病（如鼻窦炎等）也可引发鼻咽炎。急性鼻咽炎一般为感冒先兆，初起为弱病毒侵袭鼻腔，继而为咽腔内组织感染。慢性鼻咽炎多为上呼吸道感染后的结果，由鼻腔、鼻窦、咽喉部的感染所致，症状主要包括鼻咽部干燥、灼热，有黏稠分泌物，经常需要咯痰或回吸鼻涕，还可能伴有鼻塞，严重时会有头痛、耳鸣、听力下降等情况。

什么是急性鼻咽炎？

急性鼻咽炎是鼻咽部黏膜、黏膜下组织和淋巴组织的急性炎症。通常症状比较明显，起病急，患者会有鼻咽部干燥、灼热感，随后出现鼻塞、鼻涕增多，初期可表现为清水鼻涕，之后可转变为浓稠的鼻涕。另外，还可伴有头痛、发热以及全身肌肉酸痛等不适症状。如果波及咽鼓管，还可出现耳鸣、耳闷等耳部不适症状。本病发生在婴幼儿期比较严重，成人与较大儿童症状相对较轻。一般表现为上呼吸道感染的初期症状，多由乙型溶血性链球菌和葡萄球菌感染引起，临床也常见病毒与细菌混合感染的病例。受凉或劳累导致机体抵抗力下降，这是急性鼻咽炎的诱发因素。

什么是慢性鼻咽炎？

慢性鼻咽炎是一种病程发展缓慢的慢性鼻咽部炎症性疾病，常与邻近气管或全身的疾病并存。病因较为复杂，急性鼻咽炎反复发作、鼻窦炎的脓涕流至鼻咽部、鼻中隔偏曲、干燥寒冷多尘的生活和工作环境、机体内分泌功能紊乱、胃肠功能失调、饮食无节制等均可诱发本病。腺样体残留脓肿、咽囊炎等，可使鼻咽部长期受到刺激从而引起炎症。患者通常会有鼻咽部不适症状，可见鼻咽部黏稠分泌物，频繁咯痰或回吸鼻涕，还可有鼻咽部干燥、瘙痒，有时会有轻微疼痛。慢性鼻咽炎与很多原因不明的疾病和症状有密切联系，如头痛、眩晕、咽异物感、变应性鼻炎、风湿性心脏病及关节炎、长期低热、牙槽溢脓、口臭及嗅觉消失等。

慢性咽炎会传染吗？

目前没有明确的资料显示慢性咽炎会传染。但是，慢性咽炎需要及时治疗。慢性咽炎为咽部黏膜、黏膜下组织及淋巴组织的慢性炎症。慢性咽炎通常不会传染，而某些特异性病原菌所致的慢性咽炎则具有一定的传染性。

慢性咽炎会遗传吗？

慢性咽炎是指咽部黏膜、黏膜下组织及淋巴组织的慢性感染，通常不会遗传。

为什么把慢性咽炎和慢性喉炎合称为慢性咽喉炎？

慢性咽炎与慢性喉炎分别是咽部和喉部的慢性非特异性炎症性疾病。咽部、喉部的解剖位置毗邻，咽部的下1/3部分为喉咽部，与喉部紧密关联，组织胚胎发育相近，黏膜组织延续，各种分泌腺体组成相似，尤其是二者共为呼吸的通道。来自外界的病原微生物等共同刺激咽喉部，故二者的致病因素比较近似。慢性咽炎的分泌物长期刺激喉部黏膜，也会导致慢性喉炎的出现。病程较长的慢性喉炎患者多半伴有慢性咽炎，故临床上常将二者统称为慢性咽喉炎。

什么是急性舌扁桃体炎？

急性舌扁桃体炎为舌根部淋巴组织团块急性发炎，多继发于上呼吸道感染或并发于急性咽扁桃体炎，其病因及发病因素与急性咽扁桃体炎相同。初起为上呼吸道感染症状，如咽干、异物感、灼热及咽痛等，疼痛逐渐加重，多以舌根部一侧或两侧更为明显，严重者可放射至耳内引起剧痛，亦会因疼痛影响进食及咽下困难。患者呈急性病容，偶有高热，检查见咽黏膜急性充血，咽及口腔内较多黏液性分泌物，舌根部淋巴组织呈颗粒状高起、充血、肿胀，与扁桃体下端相连。严重者局部有溃疡及脓性分泌物附着，并可发生舌根部脓肿。治疗措施同急性咽扁桃体炎处理原则，全身用足量抗生素，注意口腔卫生，适当休息，增加营养，提高机体抵抗力。有脓肿者可以切开引流。若反复急性发作，待控制炎症后可考虑行舌扁桃体切除术。

何为腺样体肥大？

腺样体也叫咽扁桃体，位于鼻咽部顶部与咽后壁处，属于淋巴组织，表面呈橘瓣样。腺样体肥大是指腺样体因炎症的反复刺激而发生病理性增生，从而引起鼻塞、张口呼吸等症状，在夜间加重，出现睡眠打鼾、睡眠不安等表现。本病多见于儿童，常合并有慢性扁桃体炎。儿童本身的腺样体就相对较大，在6~7岁时达到最大，10岁以后逐渐萎缩，但在生长发育过程中，如果局部微环境失衡等，就可能导致腺样体过度肥大。常见的病因为急、慢性鼻咽炎的反复发作，鼻及鼻窦的炎症亦可循其黏膜累及腺样体。腺样体肥大可能压迫咽鼓管咽口，引起咽鼓管阻塞，导致分泌性中耳炎，出现耳闷、耳鸣、听力下降等症状。故腺样体增生且引起一系列临床症状者，称为腺样体肥大。

慢性咽炎与咽异感症有什么不同和联系？

慢性咽炎与咽异感症在病因、症状、治疗等方面存在一定的联系和不同。慢性咽炎和咽异感症有部分相同的致病因素，如环境因素、不良生活习惯以及胃酸反流等都可引起这两种疾病。慢性咽炎患者常常会出现咽异感症的一些表现，慢性咽炎患者咽部黏膜长期处于炎症状态，黏膜充血、淋巴滤泡增生等病变会刺激咽部神经，从而使患者产生异物感。慢性咽炎如果长期不愈，炎症的持续刺激可能会诱发或加重咽异感症的症状。另一方面，咽异感症患者由于长期感觉咽部不适，可能会频繁做吞咽动作或清嗓，这又会进一步刺激咽部，加重咽部黏膜的炎症，从而使慢性咽炎的病情迁延不愈，二者可能形成恶性循环。

两者的不同之处体现在概念、主要症状、局部表现以及治疗方面。慢性咽炎主要症状除了有咽部异物感外，还常有咽部不适感、咽痒、口干、咽痛、干咳、咽部刺激感，有时还伴有微痛；咽异感症主要以各种异常感觉为主，疼痛往往不明显。喉镜或间接喉镜检查时，慢性咽炎表现出咽部黏膜慢性充血，咽后壁淋巴滤泡增生，咽侧索肥厚，黏膜干燥、萎缩等形态学改变，咽异感症一般无明显的咽部黏膜形态学改变。两者在治疗上也不尽相同，慢性咽炎着重控制局部炎症反应，而咽异感症着重调节患者的自主神经功能。

什么是茎突综合征？

茎突综合征（styloid process syndrome），又称Eagle综合征，是指茎突过长或茎突伸向方位及形态异常，或茎突舌骨韧带钙化或骨化，以致茎突远端位置贴近颈部血管、神经，或当头颈部转动或做吞咽、说话、发音等动作时，激惹、刺激或压迫邻近的血管或神经，引起咽部异物感、咽痛感、反射性耳痛或头颈部痛等症状，称为茎突综合征。Eagle于1937年首先报告此综合征，以往常称为茎突过长症（elongated styloid process），近年来因发现过长的茎突不一定都引起该症状，而茎突伸往的方向和形态异常是导致症状出现的原因，故改名为茎突综合征。

慢性咽炎与茎突综合征有什么联系？

慢性咽炎与茎突综合征存在相互影响的关系，在病因、症状等方面有一定的相似性。茎突过长时，可能会刺激咽部黏膜、淋巴组织等，长期的刺激会使咽部黏膜处于应激状态，导致局部血液循环障碍、免疫功能失衡，从而容易引发炎症反应，促使慢性咽炎的发生。慢性咽炎会使咽部组织长期处于充血、炎症状态，这种炎症坏境可能会刺激茎突周围的组织，引起茎突周围组织的纤维化，对茎突产生牵拉作用，在一定程度上可能会加重茎突对周围组织的压迫和刺激，从而使茎突综合征的症状更加明显。

4%正常人有茎突过长，而茎突过长者也仅有4%会出现症状。茎突过长或其方位、形态异常可机械性刺激扁桃体隐窝邻近神经，引起咽部相应症状。茎突综合征主要表现为咽部异物感、疼痛及头颈、耳部的反射性疼痛，与咽炎症状相似。在临床工作中常常被误诊为慢性咽炎或咽异感症，且咽炎在耳鼻咽喉科是常见病、多发病，临床医师对慢性咽部刺激症状就诊者常首先考虑为慢性咽炎而忽略了是茎突异常所致。同时，若茎突附着的韧带、肌肉发生上端鞘炎或风湿性茎突炎，或口咽部慢性炎症向深层波及茎突和周围组织时，可产生咽部不适、疼痛、异物感、吞咽痛、颈侧痛、耳痛等症状。部分患者咽炎与茎突过长并存，也增加了鉴别诊断的困难。

慢性咽炎和下咽癌有什么关系吗?

慢性咽炎和下咽癌虽然同属于咽部疾病，但两者并不是同一种病，也没有直接的因果关系。然而，长期慢性咽炎可能会增加某些风险因素，使得下咽部黏膜长期处于炎症刺激状态，进而提高恶性病变的可能性。

慢性咽炎是一种常见的咽部疾病，表现为咽部干燥、异物感、灼热或疼痛等，但其病理本质是非特异性的慢性炎症，而下咽癌则是一种恶性肿瘤，通常起源于鳞状上皮细胞，导致下咽癌的主要危险因素包括长期吸烟、酗酒、慢性胃食管反流病（GERD）、人乳头瘤病毒（HPV）感染等。

尽管慢性咽炎本身不会直接导致癌变，但若长期存在刺激因素，例如反复感染、慢性胃酸反流、烟酒刺激等，可能会引起局部组织增生、黏膜上皮增厚甚至出现不典型增生，这些病变在某些情况下可能会发展成癌前病变。因此，若患者长期存在咽部不适，且症状呈进行性加重，如咽痛加重、吞咽困难、声音嘶哑、单侧耳痛、颈部无痛性肿块、痰中带血、体重下降、咽部溃疡迟迟不愈等症状，应及时就医，排除肿瘤的可能性。

总的来说，慢性咽炎和下咽癌并无直接关系，但慢性炎症对咽部健康存在潜在影响，应避免长期炎症刺激，养成健康的生活习惯，减少下咽癌的风险。定期检查，早发现、早治疗，这是预防下咽癌的关键。

慢性咽炎与过敏有关系吗？

慢性咽炎确实与过敏有着密切的关系。很多患者的慢性咽炎症状与过敏反应有关，这种情况我们称为过敏性咽炎。当人体接触到过敏原后，免疫系统会产生过度反应，导致咽部黏膜充血、水肿、分泌物增多。常见的过敏原包括花粉、尘螨、动物毛发、霉菌等。过敏性咽炎的特点是症状具有季节性或接触特定环境后加重，常伴有鼻炎、结膜炎、哮喘等其他过敏症状。治疗需要从以下几个方面入手。首先进行过敏原检测，确定具体致敏物质；采取相应的环境防护措施，如定期清洁、使用空气净化器等；必要时使用抗组胺药物或局部糖皮质激素，但需要在医生指导下使用；可以考虑进行脱敏治疗，这是一种长期但效果较好的治疗方案。其次，预防很重要，需要避免接触已知的过敏原，保持室内环境清洁，注意防护。要想根治较为困难，患者需要长期管理，注重日常防护，配合医生制定个性化的治疗方案，以减少症状发作。

什么是咽角化症？

咽角化症是一种咽喉黏膜的慢性病变，通常表现为黏膜表面出现角质化增生。患者在早期可能没有明显症状，但随着角化程度的加重，可能会出现咽部不适、干燥、异物感，甚至轻度疼痛。这些症状与慢性咽炎较为相似，因此容易被误认为是慢性咽炎。

咽角化症主要见于长期慢性刺激，如吸烟、饮酒、粉尘、空气污染或反复咽部感染。可表现为咽部异物感、干燥、不适，但疼痛并不明显。咽黏膜可能出现白色或灰白色角化斑块，表面粗糙，难以擦除。

咽角化症不会像急性咽炎那样出现明显红肿、疼痛和发热，但部分患者因黏膜增厚或角化不均，可能会有咽部紧绷感或异物感。由于咽角化症与慢性咽炎症状相似，确诊需要通过喉镜检查或活体组织检查（简称活检），以排除其他病变，如癌前病变或早期恶性肿瘤，建议尽早就医检查。

什么是咽囊炎？

咽囊炎是指咽囊区域的炎症，通常是由于细菌或病毒感染引起，常见于上呼吸道感染后或长期慢性炎症刺激的患者。咽囊是位于鼻咽后壁附近的解剖结构，当局部免疫力下降或受到病原微生物侵袭时，容易发生炎症。

什么是溃疡膜性咽峡炎？

溃疡膜性咽峡炎是一种特殊类型的咽炎，主要表现为咽部黏膜出现弥漫性炎症，并伴随表面溃疡和假膜形成。通常由细菌（如溶血性链球菌）感染引起，病毒感染、免疫力低下、营养不良、口腔卫生不良等因素也可能诱发本病。

患者通常表现为严重的咽痛，尤其在吞咽时加重，可能伴有发热、乏力、食欲下降等全身症状。检查时可见咽后壁、扁桃体等处出现红肿，还有大小不一的溃疡，边缘不规则，局部有白色或灰色假膜覆盖，假膜不易剥离，剥离后可能出现出血点。

值得注意的是，溃疡膜性咽峡炎与普通咽炎有所不同。普通咽炎主要表现为咽部充血、水肿，而不会形成溃疡。另外，本病还需要与急性化脓性扁桃体炎、传染性单核细胞增多症、疱疹性咽峡炎、白喉、咽部结核及咽部肿瘤等疾病进行鉴别，因此建议及时就医进行专业诊断。

治疗溃疡膜性咽峡炎首先应对症治疗，可以使用含有利多卡因等成分的咽喉片来缓解疼痛，其次是根据病因选择合适的抗感染药物治疗。若由细菌感染引起，可使用抗生素，如青霉素或大环内酯类药物。病毒性溃疡膜性咽峡炎可给予抗病毒药物和支持治疗，如补充维生素B族和使用局部含漱液。另外还要注意休息，多饮温水，避免刺激性食物，保持充足的营养摄入。此外，严重者可能需要住院观察，以防并发症。

预防方面，建议定期刷牙、漱口，保持口腔清洁，均衡饮食，适量运动，保持良好的生活习惯以增强自身免疫力。如果出现咽痛症状迅速加重，建议及时就医，切勿盲目服用抗生素自行治疗。通过规范治疗，大多数患者的症状可在1~2周内得到明显改善。

什么是粒细胞缺乏性咽炎？

粒细胞缺乏性咽炎是一种因粒细胞（中性粒细胞）严重减少导致的咽部感染和炎症，通常发生于接受化疗、免疫抑制剂治疗或患有血液系统疾病（如再生障碍性贫血、白血病）的患者。

患者主要表现为严重的咽喉疼痛，吞咽困难，突发高热、寒战，全身乏力，还可见咽部溃疡、坏死，甚至可发展为咽部深部感染。口腔及咽部出现大量灰黄色坏死组织，气味恶臭。中性粒细胞是机体抗感染的主要免疫细胞，其减少会导致机体防御能力下降，使得细菌和真菌更容易侵入咽部，引发严重感染，甚至可能出现败血症。

诊断主要依赖于血常规检查，检查通常显示白细胞计数特别是中性粒细胞显著下降。治疗的关键是控制感染和促进中性粒细胞恢复。对于细菌感染者，应使用广谱抗生素，同时给予粒细胞集落刺激因子（G-CSF）促进粒细胞生成。此外，患者应保持口腔和咽部清洁，避免机械性损伤和继发感染。加强支持治疗，包括静脉营养等。

粒细胞缺乏性咽炎是严重的感染性咽炎，需要尽早诊断和积极治疗，否则可能导致严重并发症甚至危及生命。

什么是淋菌性咽炎？

淋菌性咽炎是指由淋病奈瑟球菌感染咽部黏膜引起的性传播疾病。这种疾病主要通过口-生殖器途径传播，在临床上并不常见，但危害性较大。主要症状包括咽部灼烧感、疼痛、颈淋巴结肿大，可能伴有发热、乏力、食欲下降等全身症状。患者常出现咽部充血、水肿，局部可见脓性分泌物。需要注意的是，部分患者可能无明显症状，这增加了传播风险。诊断主要依靠分泌物涂片、培养和核酸检测。治疗时需要在专业医生指导下使用敏感抗生素，通常选择头孢类抗生素进行规范治疗。同时，需要对密切接触者进行筛查和治疗，预防传播。这种疾病容易复发，建议完成治疗后定期复查。值得强调的是，预防比治疗更重要，应避免不安全的性行为，保持良好的个人卫生习惯。

什么是儿童链球菌性咽炎？

儿童链球菌性咽炎是由A组乙型溶血性链球菌感染引起的急性咽炎，是儿童最常见的细菌性咽炎之一。这种疾病需要及时诊治，以避免发生严重并发症。发病特点如下。①年龄分布：主要见于5~15岁儿童，学龄期高发，幼儿园集体生活易传播，季节性特征明显，多发于冬季和春季。②症状通常在感染后2~5天内出现，主要包括突发性剧烈咽痛、发热（通常超过38.5度）、头痛、恶心、呕吐等。③检查可见咽部及扁桃体严重发红肿胀，常有白色或黄白色脓点，颈淋巴结肿大。需要注意的是，并非所有喉咙痛都是由链球菌感染引起的。病毒感染，如普通感冒，也会引起喉咙痛，但通常伴有流鼻涕、咳嗽等症状。这种疾病主要通过飞沫传播，在学龄期儿童中较为常见。及时诊治很重要，因为如果治疗不当可能会引发风湿热、肾炎等严重并发症。诊断需要进行咽拭子涂片、培养。治疗通常使用青霉素类抗生素，疗程需要完整，即使症状改善也要坚持用药，并预防并发症的发生。建议患儿在发病期间居家休息，避免传播。预防措施包括勤洗手，避免与感染者密切接触，咳嗽和打喷嚏时捂住口鼻，增强免疫力。

孩子"清嗓子"是咽炎吗？

孩子频繁"清嗓子"是许多家长关心的问题，虽然慢性咽炎可能导致咽部不适，使孩子反复清嗓，但这并不是唯一的病因。首先要明确，引起孩子清嗓的原因有很多，包括慢性咽炎、过敏性鼻炎、胃食管反流、习惯性清嗓等。

区分的关键在于观察清嗓的特点和伴随症状。如果是慢性咽炎引起的，孩子可能伴有咽部异物感、干燥或轻微疼痛，症状在讲话较多或空气干燥时加重；如果是过敏性疾病，孩子可能同时出现鼻塞、打喷嚏、流涕等症状，清嗓多发生在清晨或接触过敏原后发生；胃食管反流导致的清嗓通常在饭后或躺下后加重，可能伴有反酸、胃灼热；此外，有些孩子因心理因素或习惯性行为也可能反复清嗓，但并无其他不适。

建议家长注意以下几点。

（1）观察清嗓的频率、时间及伴随症状，如果持续超过两周或影响孩子的日常生活，应及时就医。

（2）避免孩子接触粉尘、二手烟等刺激物质，保持室内空气湿润，鼓励孩子多喝温水，减少过度用嗓。

（3）如医生确认与过敏或反流有关，可采取针对性治疗，而对于习惯性清嗓，可通过转移注意力来改善。同时教育孩子减少清嗓子的频率，避免过度刺激咽喉。

家长要有耐心，这种情况往往需要长期坚持才能改善。

什么是咽后壁憩室？

咽后壁憩室又称Zenker憩室，是指咽后壁黏膜突出形成的囊袋状结构，属于较少见的咽部疾病。这种情况可能是先天性的，也可能是后天获得性的，常见于中老年人群。

头颈部放疗后为什么会咽干？

头颈部放疗后出现咽干是一个常见的并发症，这与放射线对唾液腺和咽部黏膜的损伤有关。放疗会导致唾液腺组织受损，影响唾液的分泌量和质量。同时，放射线还会使咽部黏膜发生炎症反应，导致黏膜萎缩、纤维化。此外，部分患者可能因神经损伤导致咽部感觉异常，使咽干感更加明显。这些改变会引起持续的咽干症状，患者常感觉吞咽困难、说话费力。缓解措施包括如下几点。①适当补充水分，可以随身携带水杯，少量多次饮水。②使用人工唾液或唾液分泌促进剂。③保持口腔湿润，可以使用无糖口香糖刺激唾液分泌。④避免吸烟、饮酒等刺激性因素。⑤保持室内适当湿度。⑥必要时在医生指导下使用促进黏膜修复的药物。这种症状可能会持续较长时间，需要患者保持耐心，坚持各项护理措施。

打鼾会加重咽炎吗？

打鼾是许多人在睡眠时常见的现象，尤其在成年人中比较普遍。虽然打鼾通常被认为是与呼吸不畅相关的睡眠问题，但它与咽炎之间的关系却不容忽视。事实上，打鼾不仅可能加重咽炎症状，长期打鼾还可能成为慢性咽炎的一个诱因。

首先，打鼾时往往伴随张口呼吸，而非鼻呼吸，这会导致咽部黏膜持续暴露在空气中，引起黏膜干燥。干燥的黏膜容易受到损伤，同时局部防御能力也会下降，使得病原体更容易入侵。其次，打鼾时气流的振动和摩擦也会对咽部黏膜造成机械性损伤，引发或加重炎症。第三，如果打鼾伴有睡眠呼吸暂停综合征，间歇性缺氧会进一步损害咽部黏膜，加重炎症反应。缺氧还会影响免疫系统功能，降低机体抵抗力，使咽炎更难痊愈。此外，打鼾者常有胃食管反流的问题，胃酸的反流会刺激咽部，加重炎症。

针对这种情况，建议采取以下综合治疗措施。①积极治疗原发病因，如控制体重、治疗鼻部疾病等。②改善睡眠姿势，尽量采用侧卧位。③避免睡前饮酒和服用镇静药物。④保持规律的作息时间。⑤必要时使用止鼾器或考虑手术治疗。⑥同时做好咽炎的防治工作，如避免刺激性食物等。

在日常生活中也要注意以下预防措施。①保持适当的室内湿度。②避免吸烟或接触二手烟。③睡前不要食用过饱。④保持口腔卫生。⑤适量运动，增强体质。⑥定期进行健康检查。

只有同时针对打鼾和咽炎两个问题进行治疗，才能取得理想的效果。建议及时就医，在专业医生的指导下制定个性化的治疗方案。

什么是过敏性咽炎？

过敏性咽炎是一种由过敏原引起的咽部慢性炎症性疾病，属于变态反应性疾病的一种。这种疾病的发生与机体的免疫异常应答密切相关，当敏感个体接触特定的过敏原后，免疫系统会产生过度反应，导致咽部黏膜出现炎症、水肿和分泌物增多。

从病理、生理学角度来看，过敏性咽炎是过敏原引发的 I 型超敏反应，具体机制如下。①致敏阶段：过敏原首次进入体内，刺激 B 淋巴细胞产生 IgE 抗体，IgE 抗体与肥大细胞和嗜碱性粒细胞表面的 FcεRI 受体结合，使机体处于致敏状态。②激发阶段：再次接触过敏原时，过敏原与 IgE 抗体结合，导致肥大细胞和嗜碱性粒细胞脱颗粒，释放组胺、白三烯等炎症介质。③效应阶段：这些介质引发血管扩张、通透性增加、平滑肌收缩等，导致咽部黏膜炎症，出现临床症状。

1.常见的过敏原

（1）吸入性过敏原：花粉、尘螨、动物毛发、霉菌孢子等。

（2）食入性过敏原：海鲜、蛋类、牛奶等。

（3）接触性过敏原：化妆品、金属等。

（4）药物：某些抗生素、解热镇痛药等。

2.典型临床表现

（1）咽部瘙痒感、异物感，频繁清嗓。

（2）咽部干燥不适或灼烧感。

（3）咳嗽，特别是干咳。

（4）咽部肿胀或疼痛导致吞咽障碍。

（5）可能伴有鼻塞、打喷嚏、流涕等鼻部症状。

（6）症状具有周期性，往往与接触过敏原有明显的时间相关性。

3.体格检查

（1）咽后壁呈现颗粒状改变。

（2）黏膜充血、水肿。

（3）咽侧索增粗。

（4）可能伴有淋巴滤泡增生。

4.诊断

（1）详细询问病史。

（2）体格检查。

（3）过敏原检测（皮肤点刺试验或特异性IgE检测）。

（4）必要时进行鼻咽镜检查。

5.治疗

（1）避免接触过敏原。

（2）药物治疗：抗组胺药，局部糖皮质激素，免疫调节剂。

（3）特异性免疫治疗（脱敏治疗）。

（4）中医药治疗。

6.预防和日常护理

（1）保持室内环境清洁。

（2）使用空气净化器。

（3）及时更换床上用品。

（4）避免饲养宠物。

（5）注意防寒保暖。

（6）规律作息，增强体质。

长期康复管理很重要，本病容易反复发作，需要患者有足够的耐心和毅力坚持治疗。

什么是干燥性咽炎？

干燥性咽炎是一种以咽部干燥不适为主要表现的慢性炎症性疾病。其特点是咽部黏膜萎缩，黏液腺分泌功能减退，导致局部保护屏障受损。

1.主要病因

（1）长期处于干燥、空调环境中。

（2）频繁使用嗓子。

（3）吸烟、饮酒等不良习惯。

（4）某些自身免疫性疾病如干燥综合征等。

（5）某些维生素缺乏，如维生素A缺乏等。

2.典型症状

（1）持续的咽干感，尤其是晨起时最为明显。

（2）经常感觉异物感或烧灼感。

（3）可能伴有轻微咽痛。

（4）声音容易疲劳，经常需要喝水来缓解症状，夜间可能会因咽干而醒来。检查可见咽部黏膜苍白或萎缩，黏膜表面干燥，可见痂皮形成。

3.治疗方案

（1）改善环境湿度。

（2）保持充分水分摄入。

（3）使用人工唾液等保湿制剂。

（4）必要时使用免疫调节剂。

（5）使用中医学养阴润燥类药物治疗。

（6）严重者可考虑使用糖皮质激素。

4.预防和日常护理

（1）避免剧烈运动后立即饮水。

（2）不要长期使用空调。

（3）保持作息规律。

（4）戒烟限酒。

急性咽炎好发于哪些人群？

急性咽炎主要好发于以下人群。首先是免疫力较低的人群，如熬夜、压力大、营养不良的上班族；其次是经常接触密集场所的人群，如教师、医护人员、服务行业工作者等；再次是生活作息不规律，抵抗力下降的人群。此外，以下几种情况也容易诱发急性咽炎。①受凉后抵抗力降低者。②长期处于空调环境中的人。③经常吸烟、饮酒者。④过度劳累、睡眠不足者。⑤有慢性鼻炎、鼻窦炎等上呼吸道疾病的患者。特别需要注意的是，儿童和老年人因免疫功能相对较弱，也是急性咽炎的高发人群。预防措施包括：注意保暖，避免受凉；保持充足睡眠；规律运动，增强体质；保持良好的个人卫生习惯；避免吸烟饮酒；注意饮食营养均衡；适当进行体育锻炼；保持心情愉快，避免过度疲劳。

什么是咽异感症？

咽异感症（abnormal sensation of throat），是耳鼻咽喉科医生临床工作中经常遇到的主诉之一。它是一个症状，而不是一个独立的疾病。在宋代就有"梅核气"病名。《南阳活人书》中云："梅核气……塞咽喉，如梅核絮样，咯不出，咽不下。"目前在临床上，常将咽异感症一词用于泛指除疼痛外的多种咽部异常感觉或幻觉，如球塞感、黏着感、咽下困难的吞咽梗阻感等，位置固定或不固定。另有一类患者，常诉颈部有紧迫感，重者如束带样，自觉呼吸不畅，衣领不能扣紧，检查时未发现呼吸困难体征，这种情况也可称为咽异感症，中年女性患者居多。

什么是樊尚咽峡炎？

樊尚咽峡炎（Vincent angina），又名溃疡膜性咽峡炎、溃疡性扁桃体炎（ulcerative tonsillitis），是一种由梭形杆菌及樊尚螺旋体感染的亚急性扁桃体炎，其特征为明显的局限性炎性反应和溃疡形成。感染也可累及软腭、咽壁、颊黏膜、舌或牙龈，但多从一侧扁桃体或龋齿开始发病。

什么是咽旁间隙肿瘤？

咽旁间隙肿瘤（tumors in parapharyngeal space）是指生长于咽旁间隙的肿瘤性病变，发病率不高，有研究报道原发于咽旁间隙的肿瘤仅占头颈部肿瘤的0.5%，还有研究报道咽旁间隙肿瘤中，95%为原发性肿瘤，其中80%为良性肿瘤，恶性肿瘤中绝大多数为转移性肿瘤。原发良性肿瘤中，50%源于涎腺，大部分为源于腮腺深叶的多形性腺瘤；30%为神经源性肿瘤，多数为源于Ⅸ、Ⅻ对脑神经和交感神经的神经鞘瘤、神经纤维瘤及副神经节瘤；20%为软组织瘤，包括血管瘤、脂肪瘤、畸胎瘤、横纹肌瘤和纤维瘤。良性肿瘤中以多形性腺瘤和神经源性肿瘤为多见。

什么是舌骨综合征？

舌骨综合征（byoid bone syndrome）是指患者感到吞咽时一侧颈部疼痛，可放射到耳部、面部和下颌等处，亦可于咽部有疼痛感或其他不适感，并于舌骨大角区域有明显触痛。1954年，Brown首先报道此综合征。Steinmann在1968年亦报道一组症状与茎突综合征相类似，但无茎突过长的病例，并于舌骨大角尖部有触痛。Shenoi于1972年报道15例颈侧疼痛、伴有舌骨小角处触痛病例，均无茎突过长，但少数病例有茎突舌骨韧带骨化，特称此为茎突舌骨综合征（stylohyoid syndrome）。Hefer 与 Hirhowitz 在 2005 年报告 1 例典型的舌骨综合征，患者左侧咽痛，吞咽时加重，疼痛放射到左耳，左侧颈部触痛已 8 天，基于左颈部舌骨大角处有局限性触痛而无咽喉充血等其他发现，遂诊断为舌骨综合征，采用口服和局部应用非类固醇抗炎药物治疗 10 天，全部症状完全解除。

舌骨综合征的发病年龄多为 20~70 岁，但以中年人为多见，无明显性别差异，左侧和右侧的发生率相近，两侧同时发病者极少。

什么是阻塞性睡眠呼吸暂停低通气综合征？

中华医学会耳鼻咽喉科学分会及中华耳鼻咽喉科杂志编委会于 2002 年对阻塞性睡眠呼吸暂停低通气综合征（obstructive sleep apnea hypopnea syndrome）给出的定义是指睡眠时上呼吸道塌陷阻塞引起呼吸暂停和通气不足，伴有打鼾、睡眠结构紊乱，频繁发生血氧饱和度下降、白天嗜睡等症状。呼吸暂停是指睡眠过程中口鼻气流停止≥10s。低通气（通气不足）是指睡眠过程中呼吸气流强度较基础水平降低 50% 以上，并伴动脉血氧饱和度（arterial oxygen saturation）下降≥4%。睡眠呼吸暂停低通气（通气不足）指数（apneahypopneaindex）是指平均每小时睡眠中呼吸暂停和低通气的次数。阻塞性呼吸暂停是指呼吸暂停时口鼻无气流通过，而胸腹呼吸运动存在。

什么是咽喉反流？

近年来，越来越多的研究发现，胃食管反流与咽炎之间存在着密切的关系，很多慢性咽炎的患者也同时存在着胃食管反流。

胃食管反流病主要是因食管下括约肌功能障碍、胃酸分泌过多等因素，导致胃内容物反流入食管，引起胃灼热、反酸等典型症状。与此同时，一部分患者的反流物会进一步到达咽喉部，引起咽喉不适，甚至进入气道，这种情况称为咽喉反流。

病 因 篇

◆ 急性咽炎的常见病因有哪些？

◆ 慢性咽炎的常见病因是什么？

◆ 慢性咽炎是细菌感染引起的吗？

◆ 慢性咽炎与环境因素有什么关系？

◆ 慢性咽炎与人体的全身状态有关吗？

◆ ……

急性咽炎的常见病因有哪些？

急性咽炎一般由病原体感染引起，环境因素也有影响。

（1）病毒感染：以柯萨奇病毒、腺病毒、副流感病毒多见。鼻病毒及流感病毒次之。通过飞沫和密切接触传染。

（2）细菌感染：以葡萄球菌及肺炎链球菌多见。其中以A组乙型溶血性链球菌感染者最为严重。可导致远处器官的化脓性病变，称为急性脓毒性咽炎。

（3）环境因素：如高温、粉尘、烟雾、刺激性气体等均可引起本病。

慢性咽炎的常见病因是什么？

慢性咽炎是指咽部黏膜与黏膜下组织的慢性感染。常见的病因如下。

（1）屡发急性咽炎，未经适当治疗。急性咽炎反复发作或治疗不彻底，转为慢性。

（2）邻近器官病灶刺激（鼻窦炎、扁桃体炎、鼻咽炎、气管炎等）。如各种鼻病导致鼻通气不畅，需张口呼吸的鼻窦炎、鼻咽炎致脓涕自后鼻孔流至口咽部导致咽壁继发感染。

（3）长期工作生活于化学气体污染的环境中尤易发病。

（4）头颈肿瘤曾行放射治疗，唾液腺破坏，或因慢性病导致身体虚弱，或过敏体质导致全身与局部抵抗力降低时易诱发本病。

（5）本病常为上呼吸道慢性炎症的一部分，并与某些全身性疾病如贫血、糖尿病、便秘、心脏病、肾炎、肝硬化等引起局部末梢循环障碍有关。

（6）烟酒过度、粉尘、有害气体等刺激和刺激性食物等易诱发。

（7）病因不明者，占相当大一部分。

慢性咽炎是细菌感染引起的吗？

　　慢性咽炎为咽黏膜的慢性炎症。多因急性咽炎反复发作或治疗不彻底以及邻近器官病灶刺激如鼻窦炎、扁桃体炎、鼻咽炎等引起。烟酒过度、粉尘及有害气体刺激也是常见病因。简而言之，慢性咽炎同细菌感染有一定的关系，但慢性咽炎的症状不是细菌感染本身引起的。

　　急性炎症对人体的危害来源于病原体本身，致热外毒素、链激酶、透明质酸酶等就是这种危害的"媒介"。细菌、病毒及其他病原体通过这种"媒介"破坏正常人体组织及生理功能的稳定从而导致疾病，而慢性炎症则不同，病原体进入人体后，人体的免疫系统会被激活，对病原体进行攻击，在大多数的情况下，病原体会被完全杀死，疾病便会痊愈，极少数情况下，病原体无法被杀死而大量繁殖，对人体产生不可逆的破坏，患者就会死亡。还有一些情况是免疫系统和病原体的"斗争"处于拉锯状态，病原体的破坏能力及繁殖能力被免疫系统相对控制，但病原体本身并没有被完全杀死，这种状态就是慢性炎症，在这种状态下，疾病症状不是由病原体本身引起的，而是由病原体和免疫系统的这种"斗争"状态引起的，因为病原体往往藏身于正常组织中，或者"伪装"成正常组织，免疫系统要杀死它们就必须以破坏一定的自身组织为代价，免疫系统所面临的问题常常就是"投鼠忌器"。人体的免疫系统不但可以被病原体激活也可以被一些理化因素所激活，比如上面提到的粉尘及有害气体刺激等，在这种没有病原体的情况下，免疫系统的激活是对机体有害的，在病理学上慢性炎症有专门的定义，是指致炎症刺激持续存在，病灶内既有炎性反应、组织破坏又伴有修复的现象。

　　就慢性咽炎而言，慢性炎症一方面可能由来源于邻近器官病灶刺激，邻近器官的病原体长期不能被杀死，从而造成咽部免疫系统长期被激活引起炎症；另一方面也可能是因环境因素造成的免疫系统不正常激活导致的。就目前的临床实践而言，后者引发的慢性咽炎更为常见。

　　因此，慢性咽炎的治疗目标同急性咽炎有不同之处，去除残存病原体及有害理化因素是前提，调整免疫系统紊乱是根本。

慢性咽炎与环境因素有什么关系？

慢性炎症同免疫系统的功能紊乱密切相关。这种功能紊乱不仅可以来源于病原体的反复刺激也可以由各种理化因素的长期刺激造成。这里所说的理化因素就是环境因素。

就我们的日常生活而言，这些因素主要包括过度烟酒、粉尘及吸入有害气体。在家庭生活中还包括建材中的甲醛以及厨房中的油烟。这些环境因素各自是如何激活免疫系统产生慢性炎症的？各有何特点呢？他们的机制十分复杂且激活途径不同。虽然有许多医疗机构已开展此项研究，但目前尚不能精确地阐明。可以明确的是，随着城市化进程的日益加快及空气污染的加剧，临床上慢性咽炎的发病率正在逐渐增高，同时空气污染严重的地区较空气污染轻的地区发病率高。目前，已有许多社区及工厂等基层医疗单位报道了他们的监测结果，结果均提示粉尘、有毒气体等环境因素确能增加慢性咽炎的发生率，因此控制空气污染可以有效降低该地区人群慢性咽炎的发生率。同时，保持居家环境的清新以及室内通风也是慢性咽炎防治的重要手段。

但是我们也不能简单地认为慢性咽炎只与环境因素有关，改善了环境慢性咽炎就一定能痊愈。慢性咽炎是多因素作用于特定机体产生相应反应造成的疾病，去除致病的环境因素只是治疗慢性咽炎的一个方面，并不能完全替代药物及其他综合治疗。

慢性咽炎与人体的全身状态有关吗？

慢性咽炎与某些全身性疾病如贫血、糖尿病、便秘、心脏病、肾炎、肝硬化等引起的局部末梢循环障碍有关。

大家可能知道口腔黏膜的外伤很容易愈合。另外医生常常鼓励化疗患者多漱口来预防口腔溃疡的产生，因为化疗药物在杀死肿瘤细胞的同时还容易杀死人体中新陈代谢比较旺盛的细胞，比如血液细胞及咽部的黏膜上皮细胞，由此可以看出咽部的黏膜上皮细胞代谢快、更新迅速。许多慢性疾病比如糖尿病、肾炎、肝硬化等，疾病的后期都会表现为末梢循环障碍，这样周围组织从血液中获得的养料就会减少，从而导致周围组织处于营养相对缺乏的状态，患者就会出现皮肤粗糙、外伤难愈等表象，尤其是对于咽部这种代谢快、更新迅速的黏膜上皮细胞而言，来源于血液的营养物质匮乏很容易造成细胞日常的更新、修复障碍，从而产生疾病。这些疾病可以表现为反复发作的口腔溃疡，也可以表现为慢性咽炎，许多糖尿病、心脏病、肾炎等疾病的患者常常会出现恶心、呕吐、咽痛、口臭等症状。这一方面可能是疾病本身造成的，也有可能是这些慢性疾病继发慢性咽炎造成的，但是就慢性疾病患者而言，继发性的慢性咽炎常常被忽视。

此外，人体的营养状况尤其是微量元素与慢性咽炎的发生密切相关。有研究表明慢性咽炎患者血清中锌、铁、铜、钛的含量较正常人群显著降低。营养状况差对人体必然是有危害的，而这种危害首先表现在人体中代谢快、对营养要求高的组织，比如咽腔。

无论是慢性疾病，还是营养状况不良的等全身因素，导致慢性咽炎的根本原因在于咽腔黏膜上皮细胞更新迅速这一特性。因此在慢性咽炎的治疗过程中尤其是对于反复发作迁延不愈的咽炎，不仅要考虑局部因素，还要注重控制慢性疾病，改善机体全身情况。

慢性咽炎与人体的精神状态有什么关系？

有研究表明，有10%~15%的慢性咽炎患者合并有焦虑、忧郁等精神症状。有不少患者体格检查发现咽部炎症较轻但精神症状却十分明显，这不单单是慢性咽炎，许多慢性疾病患者都可能合并有精神症状。这可能与疾病的长期存在影响患者正常工作、生活有关。有些患者深信自己得了不治之症，恐癌情绪十分严重；有些患者长期处于焦虑状态，这种不良的精神状态给他们带来的危害甚至比疾病本身更严重。目前多数学者认为在临床治疗工作中开展适当的心理治疗不仅无害反而有助于提高疗效，前提条件是首先应排除器质性疾病，或在诊疗器质性疾病时同时进行心理诊疗，切忌妄下"心理疾病"的诊断。

另一方面，不良的精神状态又会反过来加重慢性咽炎。上文已经提到慢性咽炎的发生与机体的全身状况和免疫状态直接关联。长期处于不良的精神状态无疑会使患者的全身状况和免疫状态恶化。同时不良的精神状态往往使患者缺乏健康的生活方式和生活环境，从而使慢性咽炎的各种刺激因素增多，使疾病难以痊愈。

慢性咽炎与邻近气管慢性炎症有什么联系？

许多研究资料证明慢性鼻炎、慢性咽炎是诱发支气管哮喘的常见原因。尽管哮喘是下呼吸道的疾病，也是气管反应性增高的一种表现，可是哮喘与慢性鼻炎、慢性咽炎都是处于同一气道，呼吸相通，黏膜相连，一气连通，并无阻隔，可以说是一类串联疾病，往往连带发生，最终导致共同存在。咽部的炎症常常会波及全身其他部位，如慢性咽炎常并发慢性喉炎、慢性气管及支气管炎、肾炎、心脏病等。反复刺激一方面可能是致病菌本身造成慢性炎症，另一方面可能是致病菌引起的咽腔局部免疫反应的长期不正常激活，从而造成咽腔的组织损伤。反复发作、迁延不愈的慢性咽炎应当考虑邻近气管反复的炎症刺激，不能单纯治疗咽炎而没有从源头上消除病因。咽炎症状很难得到缓解，长期炎性分泌物被咽入胃中，可能引起消化不良、食管炎、胃炎、肠炎等，毒素被吸收可能造成头晕、头痛、疲乏、精力减退、消瘦、低热等全身反应。若是萎缩性咽炎可见咽干明显，饮汤、喝水均不能解决问题，这样往往会使患者产生严重的心理负担，严重影响生活质量。

鼻炎、鼻窦炎可以引起或加重咽炎吗？

慢性咽炎往往来源于邻近器官病灶刺激，如鼻窦炎、扁桃体炎、鼻咽炎等，其中尤以慢性鼻炎、鼻窦炎最为相关。

慢性鼻炎、鼻窦炎在鼻腔中所产生的脓涕不仅会从前鼻孔排出，更多的是经后鼻孔流入咽腔。这种带有大量致病菌的脓液不断自后鼻孔流入咽腔，反复刺激咽腔就可能造成慢性咽炎。临床上有许多慢性鼻炎、鼻窦炎患者同时患有慢性咽炎。

上呼吸道的鼻腔、鼻窦分泌物经黏膜纤毛黏液系统自前往后输送，最后汇聚至咽部并经口排出。下呼吸道器官内分泌物同样由末梢支气管黏液系统经纤毛运送经气管、声门至咽部，或咯出或咽下。虽然咽部黏膜也有黏液腺，能分泌少量黏液，但它仅用来维持咽部黏膜湿润并不会产生大量分泌物，只有在鼻炎、鼻窦炎或气管炎时分泌物才会明显增加。因此当咽部有许多分泌物时不能简单地认为这是慢性咽炎引起的，应仔细检查找出真正的发病原因。慢性鼻炎、鼻窦炎本身存在鼻塞、流脓涕等症状，诊断时比较容易发现。

慢性扁桃体炎与慢性咽炎的关系如何？

慢性扁桃体炎是慢性咽炎的又一重要诱发因素。有研究表明细菌感染仍是咽炎重要的致病因素之一。扁桃体组织位于咽部入口处，其表面高低不平，布满形状不规则的扁桃体小窝，极易成为细菌滋生的场所。咽部感染尤其慢性扁桃体炎在慢性咽炎的发病过程中依然是一个重要的因素。

慢性咽炎与吸烟有关系吗？

人体内咽部淋巴组织丰富，咽黏膜液中含有IgG、IgA、IgM抗体，有较强的免疫力，但如果较长时间接受理化刺激或损伤，经过连续的免疫应答过程，易产生增生性炎性反应。吸烟是慢性支气管炎、肺气肿和慢性气道阻塞的主要诱因之一。有80%的肺气肿是由吸烟引起，同时吸烟也是上述理化刺激的主要组成部分，是引起慢性咽炎的主要诱因。

有研究表明吸烟者下呼吸道巨噬细胞、中性粒细胞和弹性蛋白酶较非吸烟者明显增多，其机制可能是由于烟粒及有害气体的刺激，使下呼吸道单核巨噬细胞系统被激活，活化的巨噬细胞除能释放弹性蛋白酶以外，同时又释放中性粒细胞趋化因子，使中性粒细胞从毛细血管移动到肺，激活的巨噬细胞还释放巨噬细胞生长因子，吸引成纤维细胞以及中性粒细胞释放大量的毒性氧自由基和包括弹性蛋白酶、胶原酶在内的蛋白水解酶，作用于肺的弹性蛋白、多黏基质蛋白、基底膜和胶原纤维，从而导致肺泡壁间隔的破坏和间质纤维化。但咽腔是如何受吸烟影响而产生慢性咽炎的机制尚无精确的阐明，此领域的基础研究开展得还比较少，但可以明确的是慢性咽炎同各种理化因素造成的咽腔局部免疫反应的不正常激活有关。我们推断吸烟很可能也是通过激活巨噬细胞及中性粒细胞系统而诱发咽腔慢性炎症的。这里提到的巨噬细胞和中性粒细胞就是人体免疫系统的重要组成部分，然而无论诱发机制如何，国外已有大规模流行病学调查结果表明，长期吸烟会大大增加慢性咽炎的发生率。国内的流行病学调查报道主要集中在社区医疗机构，各单位的监测结果均支持长期吸烟诱发慢性咽炎的理论。同时我们的临床试验也提示长期吸烟确能诱发慢性咽炎。

无论治疗何种疾病，祛除病因及诱因是首要任务。对许多慢性咽炎患者来说，戒烟是治疗的前提，戒烟也是治疗的最佳方法。

消化道疾病会引起慢性咽炎吗？

临床上认为慢性咽炎同消化道疾病密切相关。有学者认为消化道疾病容易诱发慢性咽炎。他们推测这与咽部解剖、咽部胚胎发育有关。从解剖学上看，咽部含有迷走神经、舌咽神经、副神经和颈交感神经分支，且三叉神经第2分支支配咽喉部感觉，因此这些部位的感觉比较灵敏，另一方面食管、胃及十二指肠等上消化道也有迷走神经分布，当这些脏器患病时，通过迷走神经反射引起咽部不适，也可能是迷走神经受到刺激后内脏运动增强，食管蠕动增强使咽部产生难受的感觉。另外一些学者认为消化道炎症等不良因素刺激大脑皮层时，神经环路影响交感神经系统，导致自主神经功能失调引起咽部不适。此外，从组织胚胎学上看，在人的胚胎发育过程中，咽在胚胎发育初期来源于肠道，其感觉神经由上而下相互通连，所以上消化道出现病变时，如胃酸减少、胃炎、胃十二指肠溃疡等均可引起咽部感觉异常。

慢性咽炎与胃食管反流有关吗？

近年来随着对喉咽疾病研究的深入，发现许多疾病都与胃内容物反流至咽喉部有密切关系。从病理、生理角度考虑，慢性咽炎也与胃食管反流密切相关。2002年，"喉咽反流疾病"这个名词正式被美国耳鼻咽喉头颈外科学会采用。胃食管反流是指胃及十二指肠内容物反流入食管引起的以胃灼热、反酸、反胃为主要特征的临床综合征，该综合征在临床上十分常见。胃食管反流在临床上的发病率较高，西方国家人群中胃食管反流病的发病率为7%~15%。孕妇因为盆腔、腹腔内压力增高，胃食管反流的发生率甚至高达48%。我国的流行病学调查发现人群中胃食管反流病发生率约8.7%。如怀疑该病时，可以进行胃镜检查以及24小时食管pH监测检查，再根据典型症状表现，一般可以明确诊断。

胃食管反流引起慢性咽炎的确切发生机制可能与以下因素有关。当食管下括约肌压自发性降低、食后嗳气或夜间平卧时吞咽使下括约肌压降低，滞留在食管近端的胃肠内容物通过食管上括约肌溢入下咽部直接刺激损伤咽喉，由于局部组织缺乏足够的细胞保护，造成蛋白质破坏，导致组织损伤、炎症反应及局部赘生物形成，引起咽部不适。

这些患者在进行咽喉部检查时会发现会厌、披裂、梨状隐窝处慢性充血，严重者可有溃烂、红斑等病变。更重要的是临床实践证明慢性咽炎患者经抗酸、促食管－胃肠蠕动等治疗后咽部症状明显改善，且慢性咽炎治疗后的复发率较从前单纯治疗咽炎有明显降低。许多学者建议慢性咽炎患者在常规治疗无效时考虑是否有胃食管反流的存在，必要时可采用诊断性治疗。

慢性咽炎与甲状腺疾病有什么联系？

咽炎是耳鼻咽喉科的常见多发病，对此类患者首先要排除器质性病变，通过行间接喉镜、纤维喉镜、胃食管镜检查以排除喉癌、下咽癌、食管癌，应常规进行颈部触诊、甲状腺触诊，必要时行甲状腺彩超、甲状腺功能检查、甲状腺摄碘-131试验、血沉检查，以排除甲状腺病变引起的类似咽炎表现。甲状腺病变包括亚急性甲状腺炎、桥本甲状腺炎、甲状腺腺瘤伴出血坏死等可能引起咽异物感、咽痛、吞咽不适、吞咽困难等类似咽炎症状，必要时到相关科室如外科、内分泌科就诊，以减少误诊，使患者得到及时、正确的治疗。

慢性萎缩性咽炎是怎么发生的？

萎缩性咽炎常继发于萎缩性鼻炎，病因不明，临床上也很少见，主要病理变化为咽部腺体和黏膜萎缩。目前较受公认的说法是萎缩性咽炎主要是由于某种物理、化学、生物等因素，使局部微循环障碍，血流缓慢，供血不足，导致咽部黏膜缺血、缺氧，久而久之黏膜萎缩，腺体减少，局部溶菌酶分泌减少，导致细菌繁殖，毒素被吸收后，加剧黏膜萎缩，初起表现为黏膜干燥，黏液腺分泌减少，分泌物稠厚，继而黏膜下组织逐渐机化收缩，压迫黏液腺及血管，导致黏膜萎缩变薄，黏膜颜色苍白、发亮如蜡纸，伴黏膜表面附有黏稠分泌物或有臭味的黄褐色结痂等症状。

慢性萎缩性咽炎的诱因有哪些？

慢性萎缩性咽炎是咽部黏膜的一种非特异性炎症。根据许多患者的病史共性，可能有以下几个原因。

（1）常继发于萎缩性鼻炎，病变向咽部蔓延。

（2）在粉尘多的环境下工作，如在面粉、水泥、烟草、铸造等环境下劳动时张口呼吸，有大量粉尘直接到达咽部从而附着于咽部黏膜上造成损害。

（3）冷空气中有某些金属或其他物质。如铬、砷、石英、沥青等都可能刺激黏膜发生萎缩。

（4）鼻腔堵塞性病变（鼻炎、鼻息肉等）。经常用口呼吸或鼻腔内脓性分泌物长期自后鼻孔流向咽部（民间俗称"鼻涕倒流"），刺激咽部黏膜引起萎缩。

（5）咽部接受大剂量的放射线治疗后咽部腺体萎缩。

（6）营养不良，缺乏维生素 A、B_1、B_2 等。

（7）自身免疫缺陷、内分泌失调、遗传等因素。

另外，中医学认为本病为肺肾阴虚，阳失根基，虚火上炎，肺金受损，津液被灼致津液枯涸不能湿润咽喉，故咽喉干痛。根据此理论，中医生用滋阴生津兼清热解毒降火药物治疗慢性萎缩性咽炎也取得了一定疗效。

总的来说，慢性萎缩性咽炎的发病原因并不十分明确，其发病学说较多，各自从不同角度推测其发病的机制，但大多停留在理论阶段，临床上根据不同的学说应用相应的药物进行治疗，有的收到了一定效果但大多数药物的效果还不十分确切，所以目前在治疗上还没有统一的标准。

慢性肥厚性咽炎的诱因有哪些？

慢性肥厚性咽炎是慢性咽炎的常见类型之一。许多久治不愈的患者多属于这种类型的咽炎。本病顾名思义是指咽部的炎症反复发作、刺激咽部组织增生从而导致的病变，是慢性单纯性咽炎的进一步发展、加重。因而其病因和症状都与慢性单纯性咽炎相同，只是症状更加明显。造成慢性单纯性咽炎迁延不愈从而转化成慢性肥厚性咽炎的主要原因如下。

（1）急性咽炎反复发作未进行彻底治疗。

（2）邻近器官的慢性病灶刺激，如鼻窦炎、气管炎等可因其脓性分泌物从后鼻孔流到咽后壁，刺激黏膜。长期鼻腔堵塞者，如慢性鼻炎、鼻息肉、鼻孔狭窄、鼻咽血管纤维瘤、腺样体肥大、鼻中隔偏曲等，还有长期张口呼吸造成咽部黏膜干燥从而导致慢性咽炎。慢性扁桃体炎和口腔疾病如牙周炎，可直接蔓延至咽后壁引起慢性咽炎。

（3）烟酒过度、粉尘及有害气体刺激更是常见原因。常吃辛辣食物、扁桃体切除时咽部黏膜切除过多导致术后瘢痕组织过多也会诱发。

（4）某些全身性疾病，如贫血、心脏病，可因循环障碍导致咽部瘀血，或慢性支气管炎、支气管哮喘、风湿病、肝肾疾病、内分泌紊乱、免疫功能紊乱等，都可引起本病。

什么样的人易患慢性咽炎？

上文已经提到了许多慢性咽炎的发病原因。最后总结一下什么样的人容易患慢性咽炎。

首先是生活方式。喜欢吃过分烫、过分冰凉、过分辛辣食物的人比较容易患慢性咽炎。这种刺激性的食物其实就是上文所说的物理及化学刺激因素。这些因素都会在不同程度上刺激机体的免疫系统从而产生慢性炎症。除了饮食因素外，不规则或过于劳累的生活也是造成慢性炎症的重要因素。因为这种过于疲劳或没有规律的生活很可能影响到机体的免疫系统及整体状态，表现在咽腔局部就可能产生慢性炎症。

其次是有鼻炎、扁桃体炎、胃炎等邻近脏器炎症的患者。邻近气管的慢性炎症，势必造成咽腔长期有来自气管的病原体入侵，从而刺激局部炎症反应的产生。另外这些邻近气管的炎症还能够引发与慢性咽炎相似的症状。

此外就是体质较差。如慢性全身疾病的患者，这类人群的整体免疫状态差，不易抵抗外来致病因素的侵犯，一旦咽腔局部炎症刺激因素存在，很容易就会造成慢性炎症。

患者的精神状态也是诱发慢性咽炎的重要因素。

慢性咽炎女性高发，尤其多见于精神压力大的青年女性和围绝经期妇女，这两类人工作及生活压力大，同时由于机体的客观因素造成了焦虑、抑郁等不良的精神状态，长期处于这种压抑状态，一方面会对患者的全身状况及免疫系统的健康产生影响，从而在咽部表现为慢性炎症的发作，另一方面长期不良的精神状态会造成自主神经功能紊乱，也就是神经衰弱，由于咽部蠕动、吞咽的正常功能也受自主神经支配，自主神经功能紊乱很可能造成局部感觉异常甚至引起功能障碍。这种由不良精神状态引起的咽部不适、咽炎与中医学中的"梅核气"较为一致。避免过分大的生活压力和工作压力，保持良好的精神状态，有利于避免慢性咽炎的发生，也有助于促进慢性咽炎的痊愈。

总的来说，慢性咽炎的发病机制较为复杂，其发生、发展受到各种体内外多种因素的影响。咽炎患者应当从多方面寻找发病原因，从根本上控制病情。

咽后壁憩室发生的原因是什么？

咽后壁憩室发生的原因在于咽壁薄弱及咽腔压力增加。咽下缩肌的甲咽肌和环咽肌之间很容易分离，而环咽肌的下缘与食管上缘附着很紧，如甲咽肌无力，可造成不同程度的咽腔扩大。当喉咽部压力增高时，咽后壁咽下缩肌与环咽肌之间的肌肉纤维分离，黏膜和黏膜下层向外突出，之后逐渐形成明显的囊袋。

咽炎为什么会引起耳聋？

咽炎引起耳聋主要与咽部与中耳之间的密切解剖联系有关，特别是咽鼓管的功能失调。咽鼓管开口于鼻咽部，与咽部的黏膜直接相连，其主要作用在于平衡中耳与外界之间的气压，保证鼓膜的正常振动和听觉传导。当咽炎发生时，咽部黏膜因炎症出现充血、水肿和分泌物增多，这些炎性改变往往会蔓延至鼻咽区域，导致咽鼓管开口附近的黏膜水肿和功能障碍。

咽鼓管功能受损会使得中耳内的气压失衡，进而导致中耳腔内液体潴留和分泌物积聚，即中耳积液。中耳积液会影响鼓膜和听小骨的正常振动，从而造成传导性听力损失，也就是人们常说的"耳聋"。在某些情况下，持续的中耳炎或反复感染还可能进一步损伤中耳结构，加剧听力障碍。

此外，慢性咽炎引起的局部慢性炎症也可能导致周围淋巴组织（如扁桃体、咽后壁的淋巴滤泡等）增生，这种组织的增生在一定程度上可能压迫或部分阻塞咽鼓管，进一步使中耳通气功能障碍，即使经过抗感染治疗，咽部症状有所改善，这些增生的淋巴组织也依然存在，从而使咽鼓管功能不能完全恢复，导致耳部听力问题持续存在。

还有一种可能性是，炎症刺激可能通过局部炎症介质和神经反射，影响与咽部相连的神经调控功能。咽部和耳部在神经支配上存在一定的交叉，如舌咽神经和迷走神经的分支在传递感觉信息时可能会出现交叉反射，这种情况在少数病例中也会对耳部功能产生影响，但这种机制较少被提及。

鼾症的病因是什么？

鼾症的病因复杂多样，涉及解剖、生理、疾病、生活习惯、遗传因素等多个方面。

1.解剖因素

（1）鼻部：如鼻中隔偏曲、鼻息肉、腺样体肥大等，缩小了鼻腔气道口径，增加了气流阻力。腺样体肥大是小儿鼾症的常见原因。

（2）咽部：扁桃体肥大（Ⅲ度肿大时明显阻塞口咽腔）、软腭过长松弛或肥厚、悬雍垂过长、舌根后坠，都会阻碍气流，仰卧位时舌根后坠影响更明显。

（3）颌面结构：下颌畸形、下颌后缩使气道变小，舌体和软腭后移，腭裂、上颌骨发育不良等导致上呼吸道形态异常，增加气道阻塞风险。

2.生理因素

（1）肥胖：颈部、咽部脂肪堆积压迫气道，且呼吸肌力量相对不足，气道容易塌陷。

（2）年龄：随着年龄增长，咽部肌肉和软组织松弛，睡眠时肌肉张力下降，增加鼾症风险。

（3）性别：男性患病率高于女性，与生理结构（如颈部肌肉和脂肪分布、上呼吸道形态）和激素水平（雄激素影响气道肌肉和组织）有关。

3.疾病因素

（1）呼吸系统疾病：慢性鼻炎、鼻窦炎导致鼻黏膜充血肿胀，分泌物增多，哮喘发作时气道痉挛狭窄，睡眠时都可能引发鼾声。

（2）神经系统疾病：帕金森病影响肌肉控制，脑卒中损伤呼吸中枢或支配咽部肌肉的神经，都会导致咽部肌肉功能障碍。

（3）内分泌系统疾病：甲状腺功能减退引发黏液性水肿，肢端肥大症使软组织增生肥大，影响气道，引发鼾症。

4.生活习惯因素

（1）饮酒：酒精抑制中枢神经系统，使咽部肌肉松弛，降低呼吸中枢对二氧化碳的敏感性。

（2）吸烟：长期吸烟会刺激咽部黏膜，使其充血水肿，分泌物增多，增加呼吸道阻力。

（3）药物：某些镇静催眠药物、肌肉松弛剂等，会使肌肉松弛，从而增加气道阻塞的风险。

（4）不良睡眠姿势：仰卧位睡眠时，舌头和软腭容易后坠，阻塞气道。

5.遗传因素

鼾症有家族遗传倾向，影响上呼吸道的解剖结构及肌肉张力和神经调节的功能，父母有鼾症，孩子患病率增加。

鼻后滴漏如何导致慢性咽炎？

（1）长期物理刺激：倒流的分泌物（含炎症因子、病原体、过敏原等）持续刺激咽部黏膜，引发充血、水肿和淋巴滤泡增生，最终发展为慢性炎症。

（2）免疫反应：分泌物中的炎性介质（如组胺、白三烯等）可诱发咽部黏膜的免疫反应，导致咽部干燥、灼热感和疼痛。

（3）继发感染风险：分泌物中的细菌或病毒可能引起咽部反复感染，加重慢性咽炎。

（4）代偿性清嗓动作：患者因咽部异物感频繁清嗓或咳嗽，进一步损伤黏膜，形成恶性循环。

慢性咽炎会诱发或加重鼻后滴漏吗？

咽部慢性炎症可能向上蔓延至鼻咽部，影响鼻腔纤毛功能，导致分泌物排出不畅。慢性咽炎患者常合并胃食管反流（咽喉反流），胃酸刺激可同时损伤咽喉和鼻腔黏膜，间接加重鼻后滴漏。

症状篇

- ◆ 什么是咽痛?
- ◆ 什么是咽异常感觉?
- ◆ 什么是吞咽困难?
- ◆ 什么是呼吸障碍?
- ◆ 什么是声音异常?
- ◆ ……

什么是咽痛？

咽痛是一种常见的临床症状，主要是指患者自觉咽喉部位（包括咽腔、喉腔等）出现疼痛的感觉，产生原因如下。

1.感染因素

病毒感染、细菌感染等，可能会引起咽喉炎、喉炎、急性扁桃体炎、急性咽炎等疾病，导致咽痛。此外，真菌感染如念珠菌感染，在口腔、咽喉部形成鹅口疮或喉真菌病时，也会出现咽痛症状。

2.环境因素

长期处于干燥、粉尘多、化学气体污染的环境中，会使咽喉部黏膜受到刺激，导致咽喉部黏膜干燥、破裂，从而引发疼痛。另外，气温骤变、季节交替等也可能使咽喉部的抵抗力下降，诱发咽痛。

3.用嗓不当

长时间大声说话、唱歌、喊叫等，会使咽喉部肌肉疲劳，声带受损，出现咽痛，常见于教师、歌手、销售人员等职业人群。

4.其他因素

过敏反应，如对花粉、尘螨、某些食物等过敏，可引起咽喉部黏膜水肿、炎症，导致咽痛。此外，某些全身性疾病，如白血病、艾滋病等，由于机体免疫力下降，容易合并咽喉部感染，出现咽痛症状。

疼痛性质多样。可为刺痛、钝痛、胀痛、烧灼样痛、撕裂样痛等，如急性咽炎引起的咽痛常为灼热感或刺痛感，而扁桃体周脓肿导致的咽痛多为剧烈的跳痛。

疼痛程度有别。轻度咽痛可能仅在吞咽、说话时稍有感觉，不影响正常生活，重度咽痛则可能疼痛难忍，甚至会影响吞咽、呼吸，导致吞咽困难、声音嘶哑，严重影响患者的生活质量。

疼痛部位各异。可能是整个咽喉部弥漫性疼痛，也可能是局部疼痛，如单侧扁桃体疼痛、咽后壁疼痛等。如扁桃体炎的疼痛通常以扁桃体区域为主，而喉炎的疼痛多在喉部。

什么是咽部异常感觉?

咽部异常感觉为临床上最为常见的慢性咽炎症状之一。咽部异常感觉是一种在咽部出现的、并非由真正的生理病变或明显的器质性疾病所引起的异常感觉,也被称为咽异感症、咽感觉异常等。常见异常感觉类型如下。

(1)异物感:患者常感觉咽部有异物存在,如感觉有东西卡在喉咙里,或像有毛发、棉絮等黏附在咽部,吞咽时这种感觉可能会更明显,但实际上并没有真正的异物。

(2)梗阻感:会有咽部堵塞、梗阻的感觉,好像咽部被什么东西堵住了,导致呼吸或吞咽时有不通畅的感觉,有时可能会感觉呼吸有些费力,或在吞咽食物时感觉食物通过咽部不顺畅。

(3)瘙痒感:咽部会出现瘙痒的感觉,从而引起频繁的咳嗽,可能是偶尔的轻痒,也可能是较为剧烈的瘙痒,严重程度因人而异。

(4)灼热感:患者会感到咽部有发热、发烫的感觉,好像咽部被火烧或被热水烫过一样,有时还可能伴有轻微的疼痛。

(5)干燥感:觉得咽部干燥不适,像缺水一样,需要经常喝水来缓解,严重时可能会感觉咽部黏膜紧绷,甚至出现干裂痛。

什么是吞咽困难?

吞咽困难是指患者难以吞咽饮食的一种症状,轻者仅吞咽不畅,常需饮用汤水才能咽下,重者滴水难进,口水外流。引起吞咽困难的原因大致分为三类。

(1)功能障碍性:凡导致咽痛的疾病一般都伴有不同程度的吞咽困难,咽痛愈剧烈,吞咽困难愈严重。

(2)梗阻性:咽部或食管狭窄、肿瘤或异物,妨碍食物下行,尤以固体食物难以咽下,流质饮食尚能通过。

(3)麻痹性:因中枢性病变或周围神经炎导致咽肌麻痹,引起吞咽困难,进食液体时更加明显。

什么是呼吸障碍？

长期鼻腔、咽腔疾病诱发的呼吸障碍，久而久之也会导致慢性咽炎的相关症状。鼻及鼻咽部的严重阻塞性病变均可引起张口呼吸，此为鼻呼吸障碍的表现，在鼻咽部病变中多为腺样体肥大、过敏性鼻炎、鼻息肉及鼻咽部肿瘤。儿童张口呼吸多见于腺样体肥大伴扁桃体肥大。成人张口呼吸多见于口咽部炎性肿胀或肿瘤，一般仅能听到呼吸不畅的声音，大多不会出现严重的呼吸困难，但若较严重的病变位于下咽部，接近喉入口时可能会出现明显呼吸困难和喘鸣。患者长期张口呼吸，容易出现咽部的慢性炎症表现，即慢性咽炎。

什么是声音异常？

咽腔是发声的共鸣腔，腭与舌是协助发声的重要器官，咽部结构与功能的正常与否与声音的清晰度和音色、音质密切相关，当有缺陷和病变时，所发出的声音含混不清，或音质特色和原来不一样，或是在睡眠状态下发出不应有的声响，统称为声音异常。

唇、齿、舌、腭有缺陷时，对某些语言发音困难或不能发音导致口齿不清，腭裂、软腭麻痹等患者发音时不能闭合鼻咽，出现开放性鼻音，而腺样体肥大、后鼻孔息肉、肥厚性鼻炎、鼻咽部肿瘤等患者因共鸣腔阻塞出现闭塞性鼻音，咽腔内有占位性病变（脓肿或肿瘤），发音缺乏共鸣，说话时如口内含物，吐字不清，在幼儿则见哭声如鸭鸣。

打鼾睡眠时软腭、悬雍垂、舌根等处软组织随呼吸气流颤动而产生节律性声音，多见于较肥胖的中老年人，因其咽壁脂肪过多，咽肌松弛，在睡眠时舌根向后下坠明显，咽腔因而缩小，呼吸气流受限，故而发出鼾声。打鼾还可由鼻腔及鼻咽部病变引起，常见于咽扁桃体肥大、慢性鼻炎、鼻息肉及鼻咽部肿瘤等，另外腭扁桃体肥大及巨舌症也可引起打鼾，尤以后者为甚。

什么是饮食反流？

饮食反流即胃食管反流，可能会导致胃酸等胃内容物反流至食管，甚至到达咽部，刺激咽部黏膜，引发或加重慢性咽炎。主要症状如下。

（1）胃灼热：这是饮食反流最典型的症状，表现为胸骨后或剑突下烧灼感，通常在进食后1小时左右出现，弯腰、平卧或用力时症状可加重。胃灼热的感觉主要是由于胃酸等反流物刺激食管黏膜引起的。

（2）反流：患者可感觉到胃内容物向咽部或口腔方向流动，有时能感觉到酸性或苦味的液体反流到口腔，严重时可能会在睡眠中因反流物刺激而醒来。

（3）胸痛：反流物刺激食管黏膜，可引起胸痛，疼痛部位多在胸骨后，可放射至心前区、肩部、颈部等，有时疼痛较剧烈，容易与心绞痛等心血管疾病混淆。

（4）其他症状：长期的饮食反流还可能导致食管黏膜糜烂、溃疡，引起吞咽困难、吞咽疼痛等症状。此外，反流物刺激咽喉部，还可能导致咽喉炎、声音嘶哑、咳嗽等症状，严重影响患者的生活质量。

喉咽反流症状多久会消失？

喉咽反流症状的消失时间因人而异，受病情严重程度、治疗方式及患者依从性等多种因素影响。

一般来说，轻度喉咽反流患者，若能及时调整生活方式，如避免暴饮暴食、减少高脂肪食物摄入、入睡时抬高床头等，同时积极配合药物治疗，抑制胃酸分泌、促进胃肠动力，大概2~4周症状会逐渐缓解并趋向痊愈，部分患者可能在1~2周内症状就有明显缓解。

对于病情较重、病程较长，或者存在一些基础疾病影响胃肠功能的患者，治疗周期可能会延长。这类患者的反流问题较顽固，咽喉黏膜的损伤修复也相对缓慢，需要4~8周甚至更长时间的规范治疗来控制反流，减轻咽喉部的炎症反应。如果反流性咽喉炎病情非常严重，患者身体素质比较差，没有及时接受治疗或治疗期间没有遵医嘱用药等，治疗时间还会有所延长，可能要超过3个月，甚至更久才能痊愈。

此外，患者的依从性也是影响恢复时间的重要因素。若患者能严格按照医生的治疗方案，按时服药，积极调整饮食习惯和生活方式，治疗效果会较好，恢复时间也会相应缩短。反之，若患者不按时服药，不遵循饮食和生活方式的调整建议，反流情况难以有效控制，咽喉部持续受到胃酸刺激，炎症难以消退，恢复时间会延长，甚至可能导致病情反复或加重。

咽部出现血性分泌物是怎么回事？

咽部急、慢性炎症可使唾液中带有血丝，或有血腥味；口腔疾病如牙龈病变也可出现血性分泌物，且吸吮时出血增多；咽部血管瘤或恶性肿瘤有时也会引起严重的大出血；易被患者忽视的痰中带血，多表现为清晨后吸鼻涕时吐出的分泌物中带血丝，多被认为是微量血液从鼻腔后部或鼻咽部流下至口咽部所致，亦可来自下呼吸道而不伴明显的咳嗽，痰中带血可由咽部炎症引起，但更应警惕鼻咽部、肺部、消化道恶性肿瘤的可能。

嗓子疼是咽炎引起的吗？

嗓子疼是一个常见症状，虽然咽炎是最常见的原因之一，但并不是唯一的病因。首先要明确，导致嗓子疼的原因很多，如急性咽炎（病毒或细菌感染）、扁桃体炎、咽旁脓肿、喉炎、反流性食管炎等都可能引起。区分的关键在于观察伴随症状和疼痛特点。如果是病毒性咽炎，则常伴有发热、全身不适；细菌性感染可能会出现脓点；咽旁脓肿则有咽痛、耳部放射痛、吞咽困难、发热、颈部肿胀和压痛、颈部淋巴结肿大和压痛、张口受限、声音改变、乏力、食欲减退、头痛等症状，甚至出现呼吸困难；喉炎多见声音嘶哑、咽部灼痛，严重时甚至影响呼吸；如果是反流性疾病，常在早晨或躺下后加重；而慢性咽炎则常表现为咽部干燥、异物感或轻度不适，疼痛相对较轻但反复发作。建议出现嗓子疼时注意以下几点。①观察疼痛的性质、持续时间和伴随症状。②如果症状持续较长或伴有发热、吞咽困难等症状应及时就医。③在确定病因前，可以通过含漱温盐水、多喝温水、避免刺激性食物等方式缓解不适；按医嘱使用药物，不建议盲目使用抗生素。

急性咽炎有哪些临床表现？

急性咽炎是咽黏膜、黏膜下组织及淋巴组织的急性炎症，其临床表现多样，通常在发病初期，患者会感觉咽部干燥、灼热，随后很快出现疼痛症状，疼痛一般在吞咽时加重，这是因为吞咽动作会使咽部肌肉运动，刺激到已经发炎的咽部黏膜和神经。病情较轻者，疼痛可能较为轻微，仅在吞咽特定食物或用力吞咽时才明显；病情较重者，疼痛剧烈，甚至可能放射至耳部，这是由于咽部的神经与耳部神经存在一定的关联。炎症刺激可使患者感觉咽部有异物存在，如梗阻感、堵塞感，就好像有东西卡在咽部，咯不出来也咽不下去。这种异物感在吞咽唾液时可能更加明显，但在吞咽食物时，异物感不一定会加重，与真正的咽部异物有所区别。患者的咽部会产生较多分泌物，初期一般为稀薄的黏液，随着病情发展，如果合并细菌感染，分泌物可能会变为脓性，表现为黄色或黄绿色痰液，由于分泌物刺激咽部，会引起咳嗽，一般为刺激性干咳，无痰或仅有少量痰液。咳嗽通常在晨起时或吸入冷空气、刺激性气体时加重。多数患者会出现发热症状，体温升高的程度因人而异。病情较轻者，可能体温轻度升高，在37.5~38℃左右；病情较重者，体温可高达39℃甚至更高，同时可能伴有寒战。身体在对抗炎症的过程中，会消耗大量能量，因此患者常感到全身乏力、疲倦，活动耐力明显下降，严重时可能影响日常的工作和生活。部分患者还会出现头痛、四肢肌肉酸痛等症状，炎症介质的释放会导致全身的血管扩张和肌肉紧张，从而引起疼痛。头痛一般为双侧头部的胀痛或隐痛，肌肉酸痛则以四肢大肌肉群较为明显。在儿童患者中，有时还会出现恶心、呕吐、腹泻等消化系统症状。这可能是因为咽部的炎症刺激了咽后壁的淋巴组织，通过神经反射引起胃肠道功能紊乱，或者是感染病原体产生的毒素影响了胃肠道的正常功能。此外，检查时可见咽部黏膜呈急性弥漫性充血，以咽后壁及咽侧索最为明显，咽后壁淋巴滤泡隆起，表面可见黄白色点状渗出物，下颌下淋巴结肿大且有压痛。

急性鼻咽炎有哪些临床表现？

急性鼻咽炎在婴幼儿和成人的表现不一，婴幼儿全身症状明显，常有高热、呕吐、腹痛、腹泻甚至脱水症状，严重时可出现脑膜刺激征，如颈项强直、喷射性呕吐等，一般在起病数天后出现鼻咽部症状，如鼻塞、流涕，鼻涕刺激咽喉部出现咳嗽、张口呼吸、吸乳困难等症状。成人和较大儿童抵抗力较强，全身症状不明显，局部表现突出，表现为鼻咽部干燥、有烧灼感，有时伴有头痛，有的人颈部有肿大的淋巴结，检查还可发现鼻咽部黏膜急性充血，有分泌物向下流，刺激咽后壁黏膜，咽部黏膜也整个充血、水肿，尤其在咽扁桃体处，有黏脓性分泌物附着。

慢性鼻咽炎有哪些临床表现？

慢性鼻咽炎表现为鼻咽部有干燥感，鼻后部有黏稠分泌物附着，不易咯出，但又经常想将之咯出，故出现频繁的咯痰，严重时可因巨咳而伴有声音嘶哑和头痛，头痛一般局限于枕部，也有呈放射性痛者。临床检查可以看到鼻咽部黏膜慢性充血、肥厚，有黏稠的液体或厚痂附着，咽侧索可红肿，全身症状不明显。

咽囊炎有哪些临床表现？

咽囊炎的典型症状包括咽部疼痛、吞咽时加重的不适感、咽部异物感以及轻度的发热。在急性期，患者可能会出现明显的咽喉红肿，甚至有脓性分泌物。如果病情迁延不愈，可能发展为慢性咽囊炎，表现为长期的咽部干燥、刺激性咳嗽、慢性咽炎样症状。通过电子鼻咽镜直接观察鼻咽部，可见咽囊处有炎症表现，如充血、肿胀、分泌物等。

溃疡膜性咽峡炎有哪些表现？

溃疡膜性咽峡炎常见于儿童及青少年，潜伏期6~7天，但近年来中老年人的发病率有逐渐提高的趋势，该病起病比较急，全身症状比较明显，主要症状是咽痛，多为单侧，伴有头、背及关节疼痛，全身不适，还可能伴有发热，口腔有明显的腐败性恶臭，颌下淋巴结肿大，全身症状较轻，经1~2周可愈，并发症较少，但有研究报道其病变可侵及邻近组织，如眼、耳、上颌窦、喉、气管、支气管和肺，病原菌还可因吞咽入消化道使肠及阑尾感染，或由翼静脉丛至海绵窦导致颅内感染、菌血症等，检查时常见一侧扁桃体上有边缘不规则、潜行性深溃疡假膜，色灰白或黄白，根据典型的临床症状，不难诊断，若假膜涂片检查同时发现梭形杆菌及螺旋体，就可以肯定诊断，但须与急性扁桃体炎、白喉、粒细胞缺乏症等相鉴别，由于本病常继发于全身疾病，故应做全面检查，包括咽拭子标本培养、血液学检查，以免误诊。

粒细胞缺乏性咽炎有哪些表现？

由于中性粒细胞减少易继发感染，全身情况很差，常伴有高热、咽痛、吞咽困难、口臭等症状，咽部检查可见扁桃体、腭弓、软腭等处黏膜呈坏死溃烂，覆有深褐色假膜，口腔黏膜及齿龈有类似病变，病情发展很快，后期可出现脓毒病症状及肺炎。诊断时根据粒细胞减少症的全身性疾病病史及有关实验室检查结果，结合局部症状及咽部病变的特征即可确诊。

淋菌性咽炎有哪些表现?

感染淋球菌后经1~3天潜伏期出现一侧或两侧咽痛不适,唾液分泌减少而黏稠,伴异物感和干燥感,咽痛逐渐加重,甚至影响张口活动,初期可见发热,体温达38~39℃,可触及两侧微肿的颌下淋巴结,但无明显压痛。无任何症状的带菌者多达64%,检查时可发现咽或扁桃体明显充血,呈紫红色,似常见的咽部一般感染,扁桃体肥大,表面隐窝口扩大,有白色黏稠分泌物或脓性分泌物,严重者呈扁桃体周炎表现,在悬雍垂、腭咽弓、腭舌弓、咽后壁出现散在的小溃疡、小脓疱或水疱,亦可向下侵及喉咽部或食管,颈淋巴结轻度触痛,亦可出现附着于龈、龈缘、舌、上颚的表浅溃疡,并附有灰黄色假膜,患者外阴部红肿,阴道口黏膜水肿,亦有散在溃疡及白色分泌物或伴有尖锐湿疣,分泌物镜检可找到淋球菌。本病与慢性咽炎最主要的鉴别点是患者多有口交史,且其自身或者性伴侣多有泌尿系统淋球菌感染病史。

慢性咽炎有哪些临床类型?

针对不同的慢性咽炎患者,首先要根据发病的时间长短、症状轻重以及咽部不适的特点进行分类,然后做出适当的诊断和治疗,才能收到最佳效果。慢性咽炎通常根据疾病的临床表现分为慢性单纯性咽炎、慢性肥厚性咽炎以及慢性萎缩性咽炎3种。此外还有干燥性咽炎、咽角化症、慢性特异性咽炎(因为感染结核、梅毒、麻风等病原体而出现咽部异常不适症状)等。

慢性咽炎的主要临床表现有哪些?

慢性咽炎之所以不被重视以至于许多患者因就医过晚而延误了病情,主要是因为大多数慢性咽炎患者症状较为轻微,或者时好时坏,患者本人甚至很难判断这种不舒服"是不是病"或者"有没有到医院去的程度",可能这几天喉咙有点疼痛、发干，等准备明天去医院的时候又感觉好点了，很多人可能就会放弃去医院诊治的打算，而有些患者虽然觉得自己咽部有种种不适，很难忍受，到了医院却很难描述清楚到底是怎么不舒服，如"好像插了根筷子在喉咙里""像被猫抓过一样"等描述，不是每个医生都体会过"被猫抓过"的感觉，到底是痛还是痒呢？这种情形非常多见，往往医生问了很多，患者说了很多，还是没有把问题搞清楚，这就很影响医生的判断和对疾病的诊治，因此，患者如果能够先了解一些关于慢性咽炎临床表现的知识，再去就医时就会轻松很多，这就是所谓"久病成医"的道理。慢性咽炎患者的症状多种多样，不同患者症状表现不尽相同，慢性咽炎虽然分为慢性单纯性咽炎、慢性肥厚性咽炎以及慢性萎缩性咽炎这几种不同类型，但常常具有一些共同的临床表现。

（1）可有咽部干燥感、灼热感、隐痛、发痒、异物感、吞咽不适感、刺激感、吞咽疼痛，急性发作期间咽痛可能较为剧烈。

（2）咽反射敏感，由于咽后壁常有较黏稠分泌物刺激，部分患者会出现晨起刺激性咳嗽，早上起床及刷牙时特别明显，伴恶心。

（3）咽部黏稠分泌物可引起刺激性咳嗽，待咯出分泌物后不适症状可缓解。

（4）在气候变化、劳累、抽烟、用声过度后症状可加重。

（5）咽部检查（患者可自行用小镜子观察）时慢性单纯性咽炎可见咽部弥漫性充血，呈暗红色，可见小静脉曲张，有时还可见黏性分泌物附着；慢性肥厚性咽炎可见咽后壁淋巴滤泡增生，有时甚至合并化脓，咽侧索增生变粗，悬雍垂（俗称"小舌头"）亦可增粗、增长、下垂，与舌根接触；慢性萎缩性咽炎患者常以咽部干燥不适为主，可表现为咽后壁黏膜干燥萎缩，色苍白且发亮，或有灰绿色干痂覆盖。

咽异感症有哪些临床表现？

咽异感症多发生于30~40岁的女性。患者常感到咽部或颈中部有堵塞感、烧灼感、痒感、紧迫感、黏着感等，但是常局限于咽中线或偏于一侧，大多在喉结上下位置，也有感觉颈下部不适者，患者自觉在咽唾液及吃饭、饮水时症状明显，但是无吞咽困难，一般病程较长的患者大多伴有焦虑、烦躁甚至紧张等精神症状，有的患者总是怀疑自己得了癌症。

慢性萎缩性咽炎的临床表现有何特点？

慢性萎缩性咽炎一般临床表现如下。

（1）自觉咽部干燥，喝水不解渴，水瓶不离手，每说几句话就想喝一口水，吃饭时必须有汤相辅才能进食，咽部有异物感，时有干痛，讲话稍多则症状会加重，常干咳，咽部有黏液和干痂，呼出气体可能有臭味，易感恶心，有时咯出带臭味的褐色干脓痂。

（2）鼻腔干燥、结痂，脓性分泌物增多。

（3）检查可发现咽腔较正常者宽大，黏膜干燥、菲薄、起皱、发亮，咽后壁附有脓痂，有时脓痂呈片状、灰褐色，悬雍垂变短，检查鼻腔、鼻咽部和喉部可能会有相同发现。

（4）严重者可能影响咽鼓管的功能，引起耳鸣、听力下降，蔓延到喉部、气管可引起声音嘶哑、咳嗽等症状。

慢性肥厚性咽炎的临床表现有何特点？

有多次急性咽炎发作病史，症状与慢性单纯性咽炎相同，咽部有异物感、干燥感、灼热感、痒感、刺激感、堵感、胀感、吞咽不适并稍有疼痛感，咽反射敏感，这是因为咽后壁的分泌物及肥大的淋巴滤泡刺激所致，常在早晨起床后出现频繁咳嗽、恶心甚至呕吐，但常咳不出分泌物，即所谓干咳，常有清嗓子及"吭""喀"声音。

检查时可见咽部黏膜增厚，呈暗红色，表面小血管扩张，特别是前后腭弓及软腭黏膜明显肥厚，悬雍垂肥厚、增长且与舌根接触，咽后壁有较多淋巴滤泡增生、肥大，隆起明显或相互融合成片状，其顶部可有黄白色小点，咽侧淋巴索明显增厚、粗大，两侧对称，表面不平滑，呈细颗粒状，扁桃体切除后增生更明显。

经医师检查鼻咽部常有残存腺样体和扁桃体肥大。

腺样体肥大有哪些临床表现？

1.局部症状

腺样体肥大可堵塞后鼻孔和咽鼓管咽口，故其症状呈多样化，常可引起耳、鼻、咽、喉等处的症状。

（1）耳部症状：腺样体肥大或咽鼓管咽口淋巴组织增生均可堵塞咽鼓管咽口，引起分泌性中耳炎，出现传导性耳聋及耳鸣，严重者可引起化脓性中耳炎。

（2）鼻部症状：腺样体肥大者常并发鼻炎、鼻窦炎，有鼻塞及流鼻涕等症状，说话时有闭塞性鼻音，睡眠时打鼾，严重者会有阻塞性睡眠呼吸暂停综合征的表现。

（3）咽、喉及下呼吸道症状：因分泌物下流并刺激呼吸道黏膜，常引起阵咳，易并发支气管炎，可伴有低热、下颌角淋巴结肿大。

（4）长期鼻塞和张口呼吸，会引起面骨发育障碍，如上颌骨变长、腭弓高拱、牙列不齐、上切牙突出、厚唇、上唇上翘、下唇悬挂，加上精神萎靡，面部缺乏表情，出现"腺样体面容"。

2.全身症状

全身症状主要为慢性中毒及反射性神经症状。儿童会出现厌食、呕吐、消化不良、全身发育和营养状况较差，伴有夜惊、磨牙、反应迟钝、注意力不集中及烦躁等症状。此外，呼吸道长期阻塞，肺换气不良，可能会造成胸部畸形。

哪些疾病会引起咽部不适？

尽管慢性咽炎会引起许多咽部不适症状，但咽部不适并不都是慢性咽炎造成的，因此，我们还需要了解其他引起咽部不适的疾患，以免将其他疾患误认为是慢性咽炎，从而掉以轻心，耽误疾病的治疗时机。

咽位于呼吸系统和消化系统的起始路口，是空气、饮食进入人体的重要通道，也是外界有害因素最易侵害的部位之一。正常情况下，每个人的咽部都有多种细菌、病毒、尘埃等存在。当身体健康、抵抗力强时，这些有害因素一般不会导致疾病，一旦体质下降，抵抗力减弱，或有害物质过于强大，作用时间持久，就会造成咽部黏膜、黏膜下组织和淋巴组织损害，发生炎性病变。

引起咽部不适的疾病大致可分为以下几类。

（1）咽部疾病：急、慢性咽炎，茎突过长，舌咽神经痛，咽部外伤（如异物、刺伤、烫伤、酸碱腐蚀伤、放射线损伤等），咽部肿瘤（疼痛、异物感、吞咽困难等）。

（2）邻近器官疾病：鼻腔、鼻窦、口腔、牙齿、牙龈、喉、气管、支气管等邻近器官的急、慢性炎症，沿着黏膜、黏膜下组织、局部淋巴和血液循环侵犯到咽部，如鼻窦炎、气管炎等可因脓性分泌物从后鼻孔流到咽后壁，刺激黏膜。长期鼻腔堵塞者，如慢性鼻炎、鼻息肉、鼻孔狭窄、鼻咽部纤维血管瘤、腺样体肥大、鼻中隔偏曲等，患者长期张口呼吸，造成咽部黏膜干燥从而导致慢性咽炎。慢性扁桃体炎和口腔疾病，如牙周炎等，可直接蔓延至咽后壁引起慢性咽炎。

（3）全身疾病：变态反应性体质或患有全身性疾病，如贫血、心脏病等，可因循环系统障碍导致咽部瘀血，还有慢性支气管炎、支气管哮喘、风湿病、痛风、肝肾疾病、内分泌紊乱、免疫功能紊乱等，这些都会引起全身抵抗力下降、咽部血液循环障碍，从而引发咽部不适。

（4）某些特异性感染：某些特殊病原体感染除引起全身症状外，也伴有咽部不适，甚至以咽部不适为首发症状，如结核、寻常狼疮、麻风、梅毒、硬结病、真菌病、隐球菌病等。

当然，除上述因素外，过度疲劳、精神紧张、睡眠不足等也是诱发咽部不适的常见原因。

慢性咽炎为什么会出现咽部不适？

咽部黏膜有丰富的神经与血管，不良因素一旦刺激咽部，即可引起神经末梢的痛觉反应。咽部的神经支配极为复杂，咽部感觉主要来自咽丛，翼腭神经节的腭小神经司扁桃体的感觉，鼻咽部是由三叉神经的上颌支支配，喉部的感觉来自喉上神经，口腔的感觉来自三叉神经的上、下颌神经。如此丰富的神经分支使咽部感觉很灵敏，而慢性咽炎患者由于炎症长期持续地刺激咽部神经，使咽丛的神经更加敏感，外界的轻微刺激很容易被查觉到，引起种种不适。除上述神经丛敏感的原因外，慢性萎缩性咽炎、干燥性咽炎等导致咽部黏膜上皮变薄，腺体萎缩，正常分泌物减少且稠厚，这也是咽部出现干痒、干痛、烧灼感等不适的原因。还有一些患者因为咽异物感常做"吭""喀"动作和吞咽动作，希望能将异物排出，但这些无效的清嗓动作只能刺激咽部神经，加重原有的不适。

此外不能忽视的是，慢性咽炎的病因难以祛除，许多患者会有反复发作史，由于疾病的迁延不愈，造成部分患者精神紧张，甚至出现恐"癌"心理，这种心理上的因素也是导致咽部不适或者不适感加重的重要原因。

什么是咽炎咳嗽？

咽炎咳嗽会出现刺激性干咳，无痰或少痰，年长儿童会自觉咽中有物，吐之不出，咽之不下，咳前咽痒，有明显异物刺激感，接着阵发性咳嗽，以晨起或夜间睡前为重，每遇感冒伤风病情加重，平素咽部经常发出"吭"声或单咳声。在急性发作时，每因剧烈咳嗽引起恶心、呕吐，这是咽神经受刺激所致，此时喝口水会暂时缓解。

慢性咽炎为什么会出现恶心呕吐？

　　许多慢性咽炎患者都曾有过这样的感受，去医院看到医生要用压舌板检查就怕，因为自己的舌头非常敏感，医生稍微一碰就可能出现恶心想吐，轻者仅有恶心，尚能坚持配合检查，症状较重者甚至张大嘴巴都会感到恶心，根本无法配合检查。这些患者平时刷牙、用力咽口水、剧烈咳嗽等都会诱发恶心，殊不知这正是慢性咽炎导致的症状。

　　咽腔有多种防御外来有害物质侵入的功能，这是人体自身的防御保护机制，如呕吐反射。在咽部黏膜中，分布着许多由大脑神经支配的末梢感受器，如迷走神经、舌咽神经在咽后壁内形成咽神经丛，负责咽后壁的感觉，三叉神经第二支负责喉咽部、扁桃体区及软腭的感觉，舌咽神经的分支还支配着舌根和扁桃体下部的感觉。因此，咽部的感觉非常灵敏。当误食有害物质或受到外来异物刺激时，神经末梢立刻将信息传入大脑，引起多条咽部肌肉的协调动作，产生呕吐反射，此时，在异物下方的咽肌收缩，阻止异物下行，上方的咽肌松弛，使咽腔扩大，以便于将异物呕吐出来，同时软腭上提，将鼻咽腔封闭，以免呕吐物逆行进入鼻腔。

　　大多数人对刷牙等产生的轻微咽部刺激不敏感，不至于产生恶心、呕吐的感觉，就像轻轻拍别人背后，大多数人不会被吓到一样。慢性咽炎患者因为炎症长时间地刺激咽部黏膜，支配这些黏膜的感觉神经已经非常敏感，就像时刻保持高度紧绷的状态一样，很容易诱发咽反射，即使是刷牙时的牙膏、泡沫、涎液、牙刷体、牙刷毛稍稍接触到舌根、软腭、悬雍垂或咽壁，也会出现恶心，严重者还会呕吐，这些患者在用压舌板、间接鼻咽镜、间接喉镜检查咽、喉部时，容易引起恶心，甚至无法配合检查，需要用麻醉药在咽部喷涂使黏膜麻醉后才能进行检查。

慢性咽炎伴慢性鼻炎有何临床特点？

　　从解剖上来说，咽部的黏膜是鼻腔黏膜的延续，鼻腔黏膜是呼吸运动的开始，其特殊结构使鼻腔吸入气流中的粉尘、细菌等形成黏液状并不断向咽部运送，使黏液被咽下或吐出，以此保持对吸入空气的滤过、清洁作用。因此，造成慢性鼻炎的外界有害物质可以轻易地到达咽部，并在一定条件下将病变部位从鼻腔延续至咽腔，促使慢性咽炎的发生及发展。

基于以上特点，临床上慢性咽炎患者往往会同时伴有慢性鼻炎，这些患者更多的是先患有慢性鼻炎，继而发现慢性咽炎。这样的患者常具有如下临床特点。

（1）咽部不适前常有感冒、鼻塞、流涕等病史，且较长时间未得到控制，致使病毒、细菌由鼻腔进入咽腔并长期滞留，诱发咽炎。

（2）患者因慢性鼻炎或者慢性鼻窦炎（多数情况下，慢性鼻炎和慢性鼻窦炎同时存在），有长期流脓涕的症状，其中有些患者因为鼻腔黏膜肿胀影响脓涕流出，脓涕基本都由咽部吐出（俗称"鼻涕倒流"），使脓涕反复刺激咽部黏膜而发病。

（3）鼻塞严重的患者往往罹患慢性鼻炎时间较长，平时鼻塞较重，到了夜间加重，常需张口呼吸，因吸入的空气未经鼻腔加温、加湿，久而久之使咽部黏膜干燥、疼痛，这些患者晨起时咽部不适感加重。

（4）慢性萎缩性鼻炎患者往往伴有慢性萎缩性咽炎，这是因为二者发病原因较为相似，且因黏膜上的延续性致使先后或者同时发病。

慢性咽炎会引起发热吗？

总有许多患者认为，既然是炎症，就应该发热，应该用"消炎药"来治疗，甚至稍有体温高于正常，便认为已经处在发热状态，不管医生建议，坚持要口服或者静脉注射抗生素来治疗。

其实，慢性咽炎虽然会引起很多不适，但却很少引起发热，这是因为正常人的咽部都是有细菌存在的，但是平常并不导致疾病发生。而慢性咽炎患者由于咽部黏膜抵抗力减弱，因此，大多数患者都有不同程度的细菌感染，但这种感染过程缓慢，程度较轻，而发热是一种全身反应，多因为患者全身的抵抗力下降，细菌或病毒等病原体向体内扩散并释放毒素，影响体温调节中枢所出现的反应。虽然咽部的抵抗力减弱了，但大多数人全身的抵抗力仍然与平时相当，所以感染一般仅局限在咽部，会造成咽部黏膜充血、肿胀、肥厚、淋巴滤泡增生、分泌物增多，或黏膜干燥、变薄、萎缩、分泌物减少等，这些症状即使给予抗生素治疗也只能暂时抑制或杀灭咽部细菌，并不能使原有病变消除。因此，即使应用抗生素，慢性咽炎患者的咽部不适感也不会明显减轻。

但是必须注意，如果在受凉、过度疲劳、精神紧张、睡眠不足等情况下导致慢性咽炎患者全身抵抗力下降时，或者慢性咽炎合并有邻近器官或全身急性细菌感染时，很可能出现发热、头痛、乏力等全身症状，此时一定要及时就医，经过血常规、细菌培养等检查并进行全身治疗。

慢性咽炎会引起吞咽困难吗？

食物从口腔经咽部、食管进入胃的过程中，需要顺滑的通道与正常的蠕动，才能完成吞咽功能，这是一个需要口腔、咽、喉、食管共同配合的过程，任何一个部位因为疾病等原因造成进食阻碍都会引起吞咽困难。最常见的原因首先是食管的疾病，如食管异物、食管癌、食管憩室等，胸、腹腔疾病导致食管受压也可能引起吞咽不畅。神经肌肉性疾病导致吞咽困难是由于食管蠕动功能失调引起的。

慢性咽炎一般不引起吞咽困难，但因为咽部黏膜炎症的长期刺激，会导致咽部的种种不适，如咽部有厚重感、异物感、疼痛感等，这些都会在吞咽动作发生时加重不适感，患者的主观感受是咽口水时会有不适，或者吞咽困难，但是往往不妨碍进食，或者说吃东西不受影响且没有明显不舒服的，这种因慢性炎症刺激造成的"干吞痛"与临床上所讲的吞咽困难是有差别的，主要是看真正对进食有无影响。而急性咽炎患者因吞咽时咽痛加重从而影响吞咽进食速度，如忍住疼痛，仍能继续进食，严格说来也不是吞咽困难。

咽部异物感需要引起重视吗？

咽部异物感是指患者总感觉咽喉部有异物残留。这在临床中非常常见，一般是由于某些局部和全身因素，或精神因素引起的病证，本病也叫癔球症、咽喉神经官能症等，中医学称之为"梅核气"。患者多数为中年人，女性更为多见。

癔球症的异常感觉是多种多样的，如咽喉异物感、肿胀感、压迫感、堵塞感、浮球感等，咳又咳不出，咽又咽不下，症状时好时坏，时轻时重，这些症状，在咽唾液时更明显，而在进食时则无影响，在精神紧张、劳累过度时加重，而在心情愉快时减轻或消失。产生这些症状的主要原因如下。

（1）呼吸道和消化道的大门常受到各种灰尘、不良气体等刺激，咽喉又有非常丰富的神经，如舌咽神经、迷走神经、三叉神经、颈交感神经等，很多神经末梢交织成网，构成咽部神经丛，这些神经丛和食管、胃、肠、气管等远处器官相连，当这些器官发生了疾病，如胃溃疡、肠炎、气管炎等，都会产生梅核气的症状。

（2）咽喉邻近器官疾病的影响，如扁桃体肥大、茎突过长、咽喉肿瘤、鼻炎与鼻窦炎分泌物的刺激、颈椎骨质增生、牙周病等，这些疾病也会间接引起咽喉异物感。

（3）全身性疾病，如内分泌功能障碍、自主神经失调、消化功能障碍等，也可产生异物感。

（4）精神因素，也就是没有器质性病变，而是由心理因素产生的，这种患者的数量并不少，如有的人在生气后出现咽喉异物感，有的人在探视过或听说过咽喉癌、食管癌患者后，害怕自己也会患癌症而出现咽喉异物感，这种也称之为"恐癌症"。

总之，尽管咽部异物感是慢性咽炎的常见症状，但对咽部有异物感的患者，一定要仔细检查，尽可能找出咽异物感的原因，排除某些潜在疾病，特别注意检查颈部、鼻咽部、梨状隐窝、会厌等部位，疑似食管疾病时，应做食管X射线钡剂造影，必要时做胃镜、食管镜检查，只有在排除咽、喉、食管等部位的病变后，才能诊断为咽异感症，只有找出病因进行治疗，才能收到满意的疗效。

咽部经常感到干燥是怎么回事？

咽部干燥感的原因较为复杂，除了剧烈运动、情绪激动、使用某些药物（如阿托品等）等暂时性咽干外，大多数情况下是咽部疾患的一种症状，咽部黏膜萎缩变薄或充血肿胀均会产生咽部干燥、灼热的感觉，当冬、春季节气候干燥寒冷时，这种症状就更加明显了。咽干最常见于干燥性咽炎或萎缩性咽炎、粉尘或有害气体的刺激、萎缩性鼻炎向口咽部蔓延、各种慢性鼻炎长期用口呼吸致使空气直接刺激咽部黏膜、咽部破坏性手术或放疗后、糖尿病、慢性肾炎、维生素缺乏等全身疾病均可引起咽部黏膜上皮变薄、分泌减少。检查时可以发现，咽部黏膜菲薄、干燥，表面发光如蜡皮一般，咽部运动时黏膜可出现皱纹，黏膜表面常贴附着片状深灰色或棕褐色的干痂。因此，患者常感到讲话费力，声音嘶哑，且有"异物"卡住咽部的感觉，故常有"吭""喀"样干咳声，常伴有咽痛、咽痒症状。

治疗咽干，首先要避免不良因素的刺激，积极治疗鼻部和全身性疾病，注射胎盘组织液，内服维生素A、维生素C、维生素D等，维护黏膜上皮的正常功能，口服碘化钾等使黏膜腺体分泌增加，减轻咽部干燥感。

无论哪种咽炎引起的咽干，采用局部治疗均可缓解症状。如雾化吸入疗法，有消炎、促进黏膜分泌的作用，或口服含片和涂1%~2%碘甘油，或用胖大海、菊花、麦冬、甘草等泡水代茶饮等，均适合咽部干燥的患者，青果丸等中成药效果也较好。

慢性咽炎会出现口臭吗？

口臭或口腔异味是指呼气时，自口内发出难闻的气味，由于呼气时气流向外，患者闻到自己口臭者较少，多为别人发觉，患者张口讲话，即可闻及，也有自己觉得口臭而旁人未闻到的。口臭不是一种独立的疾病，而是一种症状，在一定程度上能够提示身体健康的问题。一个身体健康、口腔清洁的人很少会出现口臭。因为口臭，常使患者感到精神负担加重，与他人交往时也会让别人感到厌烦不快。

既然味道是从口腔发出的，很多人自然会认为口腔里面有炎症，而咽正是张口可及的部位，那么，慢性咽炎是否会导致口臭呢？首先我们要知道口臭的产生是因为体内组织坏死或细菌代谢分解发出了刺激性气味，因为这些产物的化学性质不同，口臭也可以表现为不同的气味。而慢性咽炎患者主要表现为咽部组织的增生或萎缩，即使分泌物增多，也很少会有组织的坏死或腐败物质残留，故而慢性咽炎患者很少会产生口臭。而急性化脓性扁桃体炎、扁桃体周脓肿和樊尚咽峡炎均可产生口臭，咽部癌肿、脓肿、结核等由于有组织破坏、坏死也易发生口臭。

1.引起口臭的常见疾病

（1）口腔疾病：这是口臭最常见的原因，如龋齿、牙周炎、牙龈炎、牙槽脓肿、坏死性口腔溃疡以及晚期口腔癌肿等，或牙齿畸形，不注意口腔卫生，齿间沟窝缝隙常有食物残渣潴留，细菌繁殖腐败，亦可产生臭气。

（2）鼻部炎症和癌肿：这一类患者闭口时，鼻内呼气可闻及臭味，如萎缩性鼻炎、牙源性上颌窦炎、鼻腔异物感染、鼻腔鼻窦癌肿等。

（3）呼吸系统疾病：如肺脓肿、干酪性肺炎、肺癌、支气管癌、喉癌、支气管扩张伴厌氧菌感染等。

（4）消化系统疾病：如慢性胃炎、消化不良、胃与食管恶性肿瘤等。

（5）其他疾病：如糖尿病、尿毒症等。

2.口臭分类

（1）脓性口臭：常见于慢性鼻窦炎、萎缩性鼻炎、小儿鼻腔异物、急性化脓性扁桃体炎、肺脓肿、支气管扩张伴厌氧菌感染等疾病，这些疾病的病灶处常形成溃疡、糜烂、化脓等，从而引起口臭。消除这些病因、病灶，就能消除口臭。

（2）馊性口臭：俗称酸性臭，多见于儿童，这是胃肠功能障碍引起的一种消化不良，常在嗳气时闻到这种臭味，经过治疗后肠胃功能恢复，口臭就会消失。

（3）食物性口臭：吃生蒜、生葱、韭菜、羊肉等食物后，常出现食物性口臭，特别是吃生蒜引起的口臭会更加明显。对于这种口臭，只要停用这些食物，1~2天后就会自然消失。或将茶叶或枣放在口里细嚼一些时间，有助于加快臭气的消除。

（4）嗜好性口臭：长期吸烟、喝酒的人，一张口就散发出烟酒的臭味，这纯属于嗜好所致，只要戒除烟酒，这种口臭就会自然消失。

（5）口腔不卫生：早晚不刷牙，饭后不漱口，堆积在牙龈缘上的牙垢、嵌塞在牙缝里或龋洞内的食物残渣，发酵腐败后就散发出臭气。消除这种口臭，就要讲究口腔卫生，养成早晚刷牙、饭后漱口的习惯。

此外，口腔坏死性炎症，如坏死性牙龈炎、恶性肉芽肿、恶性肿瘤、白血病时牙和口腔黏膜坏死，都会发生显著的腐败性口臭，对于这种口臭，必须针对病因进行治疗。

舌根淋巴增生会出现咽炎吗？

正常人舌根部就有淋巴滤泡样组织，类似咽后壁的小淋巴滤泡颗粒，如果长期刺激，舌根部就会出现淋巴组织增生或淋巴滤泡聚集，严重时出现舌根扁桃体组织增生，这时可能会出现咽部不适，如异物感、堵塞感、蚁爬感等。检查时可以发现舌根部黏膜充血，有颗粒状隆起物，散在分布或聚集成团状。如急性发作则会引起急性舌扁桃体炎。如病程较长，患者就会有类似咽炎的表现。

咽部长"白牙"是慢性咽炎引起的吗？

有些慢性咽炎患者喉咙总是不舒服，偶尔一照镜子发现嗓子里长出了像钉子一样的白色坚硬物，就像小的"牙齿"一般，这是怎么回事呢？

其实，这在医学上称之为咽角化症，是一种咽部的良性疾病，有学者提出可能与咽部真菌感染及慢性咽炎有关，也有学者认为维生素 A、维生素 B、维生素 C 缺少也会引起，但这些论点仍然无明确的证据证实。咽部有许多淋巴组织，这些组织上皮一旦遭受到某些细菌（如纤毛菌）感染或机械性刺激，就会发生角化过度，就会长出类似牙齿样的角化物，常分布在扁桃体表面、咽后壁黏膜上甚至舌根部表面。对于角化物仅局限于两侧扁桃体，但咽部其他部位无角化物的，称为扁桃体角化症。

这种角化物呈白色，多如大米般的小片状，或呈砂粒状，突出于表面，有时很像扎入黏膜里的小钉子，既坚硬又不易脱落，如果用镊子拔出，可能还会有少许出血，尽管如此，一般患者并没有明显症状，有时仅有咽部不适感、发痒，或伴有口臭及异物感等，个别患者会出现咽干、疼痛、咳嗽等症状，无症状者无须处理，若有咽部不适、微痒、异物感等症状，可服口含片或用漱口水漱口等对症处理，一般不必应用抗生素，还可内服维生素 A、维生素 B、维生素 C 等，除非扁桃体本身有炎症病灶或者角化物局限于扁桃体且有症状者，否则不宜行扁桃体切除术。

阻塞性睡眠呼吸暂停低通气综合征的症状有哪些？

本病患者有白天和夜间两类症状。白天症状有晨间头痛，常感困倦，容易疲劳，过度嗜睡（甚者在与人交谈、吃饭、看书、看电视、开汽车时常打瞌睡，甚至骑自行车时因打盹而跌倒受伤），情绪紊乱，性格乖僻，行为怪异，注意力不易集中，记忆力衰弱，分析判断能力下降，工作效率降低，易出差错、事故。夜间症状有大声打鼾，呼吸暂停，张口呼吸，不能安静入睡，容易从噩梦中惊醒，同床或同室者常可观察到，但患者本人不自知。为了拮抗呼吸阻塞，患者可有睡时乱动、挣扎，突然挥动手臂，甚至坐起或站立，还可能有失眠、梦游、梦魇等，少数患者可有夜间遗尿、勃起障碍，有时睡觉前会出现幻觉，夜间全身出汗、流涎、咽喉干燥、吞咽障碍等。

本病还可出现循环系统和呼吸系统的继发症状，如高血压、心律不齐、室性期前收缩、窦性心动过缓或过速、慢性阻塞性肺部疾病等。

打呼噜（鼾症）与慢性咽炎有关系吗？

一个人睡觉打呼噜（鼾症）表明此人有上呼吸道通气不畅，原因多种多样。儿童最常见的原因是鼻咽炎或慢性腺样体炎导致鼻咽部腺样体肥大或扁桃体肥大。经常打呼噜的儿童，若发现有鼻腔不畅、张口呼吸现象，医生通过鼻咽镜、手指触摸或X线摄片等检查，可确诊腺样体肥大（多数伴有扁桃体肥大），可做腺样体与扁桃体切除术，术后打呼噜现象会消失或得到改善。

成人打呼噜原因较为复杂，除了鼻部疾病（如鼻中隔偏曲、鼻息肉、鼻炎等）外，部分患者是由于慢性炎症刺激，尤其是慢性肥厚性咽炎患者，咽壁肥厚，淋巴滤泡增生，鼻咽部肿胀，由于炎症长期刺激，软腭也充血、肿胀、增厚，悬雍垂（小舌头）肥厚、过长、过大，引起呼吸不畅，造成口咽腔狭窄，对呼吸气流的阻力增大，发出鼾声，严重者可出现呼吸暂停或窒息。患者每于睡梦中惊醒，或做噩梦、呼叫、四肢乱动等，长久下去，由于吸气量不足，血氧分压下降，对心、脑、肺等重要脏器都有损害。因此，经常打呼噜者应到耳鼻咽喉科进行详细的检查，如果发现有上述问题，可做部分悬雍垂切除术或腭垂腭咽成形术，目的是增宽悬雍垂、软腭与咽后壁间距离，扩大咽腔，使呼吸道通畅，术后也可以改善或消除打呼噜。

咽痛可由哪些疾病引起？

咽痛是咽部常见症状，主要由咽部疾病引起，也可能是咽部邻近器官或全身疾病在咽部的表现。

（1）咽部普通感染性疾病：如急性咽炎、疱疹性咽炎。

（2）咽部特异感染性疾病：如溃疡膜性咽峡炎、鹅口疮。

（3）咽部溃疡性疾病：如阿弗他口炎、复发性非特异性溃疡。

（4）扁桃体组织的炎症：如急性扁桃体炎、急性舌扁桃体炎、急性腺样体炎。

（5）咽深部感染：如扁桃体周脓肿、咽旁脓肿、咽后脓肿。

（6）咽外伤。

（7）咽异物。

（8）咽肿瘤。

（9）咽部周围疾病属于反射性咽痛，口腔牙齿、牙龈的炎症，鼻炎、鼻窦炎，喉部炎症、结核，颈部动脉鞘炎，纤维组织炎，淋巴结炎，甲状腺炎，颈椎病，食管炎，食管上段异物等，均可引起不同程度的咽痛。

（10）全身性疾病引起的咽痛：在一些全身性疾病中，咽痛为其局部症状之一，常见病有传染性单核细胞增多症、粒细胞白血病、急性白血病、流感、流脑、麻疹、猩红热、伤寒、风湿病、痛风等。有些妇女在月经前3~4天也会出现咽痛不适。

咽炎会引起面容与表情的改变吗？

急性咽炎可以因为咽部疼痛而出现轻度的痛苦表情，尤其是吞咽时会出现难以下咽的面容和表情。普通的慢性咽炎一般是不会引起面容和表情改变的，但是小儿的鼻咽部腺样体肥大和炎症会导致面容与表情的改变，原因是长期张口呼吸，影响面骨发育，导致上颌骨狭长，硬腭高拱变窄，牙齿外突，牙列不整，咬合不良，下颌下垂，唇厚，上唇上翘，下唇悬挂，外眦下拉，鼻唇沟浅平，伴有精神萎靡，面部表情呆板、愚钝，即"腺样体面容"。

咽旁间隙肿瘤在咽部有哪些临床表现？

咽旁间隙肿瘤引起的局部症状与肿瘤的部位、性质、生长速度及患者年龄等有关。邻近器官受累症状如下。

（1）咽部有不适感或异物感。

（2）肿瘤较大，则发生吞咽困难、发声不清或有鼻音。

（3）肿块侵及鼻咽则发生耳鸣、听力减退或鼻塞，肿块阻塞咽腔或压迫喉部，则出现呼吸困难。

（4）肿瘤侵入翼腭窝或位于下颌骨升支与颈椎横突之间，即有张口困难。

（5）颈部运动可能发生障碍。

（6）肿瘤侵犯或者压迫神经时会出现相应的神经症状，如声嘶等。

儿童链球菌性咽炎有哪些并发症？

儿童链球菌性咽炎一般不出现全身并发症，但是一旦发生，则对身体危害极大，其并发症主要有以下几种。

（1）直接蔓延感染：由咽部蔓延到附近组织所致，有扁桃体周炎、扁桃体周脓肿、咽旁脓肿、咽后脓肿、急性淋巴结炎、急性鼻窦炎、急性中耳炎、急性喉炎、气管及支气管炎、肺炎等。

（2）血行播散感染：经血液循环侵及身体其他部位，可发生急性关节炎、急性骨髓炎、败血症、腹膜炎、脑膜炎等。

（3）晚期并发症：有风湿热、关节炎、肾炎、心肌炎等，这些非化脓性疾病晚期并发症称之为"链球菌感染后病态"。目前认为这种并发症并非链球菌直接侵犯各组织所致，而是咽部感染后组织对这种病菌或其代谢产物发生的过敏反应。

急性咽炎有哪些并发症？

因咽部毗邻咽鼓管、鼻腔鼻窦、喉咽黏膜、气管及支气管黏膜组织，故急性咽炎可能会引起上述器官的病变，如中耳炎、鼻窦炎、喉炎、气管或支气管炎、肺炎等。若致病菌及其毒素侵入血液循环，可引起远处器官发生炎症性病变，如急性肾炎等，风湿热、败血症等全身并发症也时有发生。

咽后壁憩室可能有哪些症状？

咽后壁憩室的典型表现包括吞咽困难、咽部异物感、反复咽部感染和口臭。部分患者在进食时可能感觉食物滞留在咽喉部，甚至需要多次吞咽或变换体位才能咽下。此外，食物残渣容易在憩室内积聚，可能导致细菌繁殖，引起慢性咽炎样症状，如咽干、刺激性咳嗽，并伴有口腔异味。

慢性咽炎长期发作会对其他脏器产生什么影响？

咽部的长期慢性炎症会促使结缔组织增生、腺体分泌亢进、淋巴组织聚集增生，局部抵抗力减弱，当病原体入侵时打破平衡，会对多器官、多系统产生不良影响，引起更多不适症状。

1.对扁桃体、腺样体、喉部、舌根部的影响

（1）扁桃体：作为免疫系统的首道防线，与病原体抗争导致炎症频发，出现咽痛、吞咽障碍、发热，引发扁桃体炎。

（2）腺样体：反复刺激下炎症频发，急性炎症时鼻咽部疼痛灼热，耳部刺痛，小儿哭闹。炎症持续导致腺样体增生，出现呼吸费力、闭塞性鼻音，引发分泌性中耳炎，许多小儿因听力下降就诊，手术切除腺样体后症状改善。

（3）喉部：咽喉相邻，慢性咽炎致使病原体入侵喉部。会厌软骨急性炎症可导致呼吸困难；杓状软骨受侵犯则发音时喉痛剧烈；声带受侵犯则喉痛、声嘶、气急、胸闷，经常发作则会出现慢性充血、肥厚，声嘶成常态。

（4）舌根部：慢性咽炎刺激淋巴组织增生，导致舌根部肥厚，气流通路狭窄，白天呼吸费力，夜间鼾声大作。

2.对呼吸系统的影响

（1）支气管：慢性咽炎的炎症可能蔓延至支气管，引发支气管炎，出

现咳嗽、咯痰、呼吸困难、胸闷等症状。

（2）肺：长期慢性咽炎使咽喉部免疫功能下降，病原微生物易进入肺部，诱发肺炎，还可能引起气道高反应性，增加哮喘发作风险。

3.对消化系统的影响

（1）胃肠道：患者常有咽部不适、异物感，导致吞咽困难或不畅，影响进食和初步消化。长期将炎性分泌物咽入胃中，刺激胃肠道，会引起消化不良、胃炎、肠炎等。

（2）食管：咽喉部炎症可能影响食管正常功能，导致食管下括约肌松弛，增加胃食管反流的发生概率，出现胃灼热、反酸等症状。

4.对内分泌系统的影响

咽喉周围内分泌器官可能受慢性咽炎的炎症蔓延干扰，造成内分泌失调，引发相关疾病。

5.对心血管系统的影响

（1）心肌疾病：炎症可能使体内炎症因子水平升高，会对心血管系统产生不良影响，增加冠心病、心肌梗死等发病风险。

（2）风湿性心脏病：若炎症由溶血性链球菌等感染引起且未得到有效控制，细菌毒素进入血液循环，会引发风湿热累及心脏。

6.对神经系统的影响

长期慢性咽炎可能导致睡眠障碍，影响大脑血液和氧气供应，出现头晕、头痛、记忆力减退、精力不集中等症状，还可能通过神经反射引起咽肌痉挛、呃逆等。

7.对心理的影响

长期咽喉部不适可能影响心理健康，导致焦虑、抑郁等。

慢性咽炎长期发作会转变成咽部恶性肿瘤吗？

许多慢性咽炎患者担忧慢性咽炎是否会变为恶性肿瘤。事实上，这是患者多虑了。肿瘤是细胞生长和死亡失衡的克隆性异常增生，其重要特征是未分化的成熟细胞的病态增殖，而非肿瘤性增生是已分化成熟细胞的正常增生。长期炎症刺激可能导致细胞组织不典型增生，虽然慢性咽炎与肿瘤差距大，但慢性咽炎某些症状与肿瘤早期症状相似。目前虽无明确证据表明慢性咽炎会直接转化为咽部恶性肿瘤，但存在高危因素时患咽部恶性肿瘤风险增加。在一些慢性咽炎患者中，如果同时存在其他高危因素，如长期吸烟、饮酒、接触有害化学物质等，患咽部恶性肿瘤的风险会明显增加。故慢性咽炎症状持续且经调整生活方式和规则用药后无好转甚至加重者，应重视并定期体检，必要时对可疑病灶活检以区分是否为恶性肿瘤。

慢性咽炎会引起鼾症吗？

咽腔在炎症的反复刺激下，导致口咽部狭窄。如咽侧索增生肥厚，扁桃体肥大，咽后壁淋巴组织大片增生，舌根、软腭肥厚壮实，都会抢占有限的咽部空间，使上呼吸道解剖结构异常。上呼吸道的解剖结构异常，会导致不同程度的气道狭窄，鼻咽部、口咽腔、咽喉的狭窄都会导致鼾症的产生。睡眠时，咽部肌肉松弛，使原本狭窄的咽腔更加狭窄，气流通过受阻，进一步引起鼾症。此外，慢性咽炎患者常有分泌物增多的现象，若分泌物堵塞气道，也会加重打呼噜的程度。

鼻咽部的狭窄在鼾症发生时也起着重要的作用。硬腭以上的狭小空间里，腺样体的体积至关重要。慢性咽炎会引起腺样体不同程度的增生肥大，进而出现鼻咽部空间不同程度的缩窄，气流的阻力也就随之不同程度地增加，鼾声的响亮程度以及憋气的严重程度也就因此各异。

严重的喉咽部狭窄也会使气道阻塞程度加剧，当阻塞达到一定程度时，可能会导致睡眠呼吸暂停综合征。患者在睡眠过程中会出现呼吸暂停或呼吸变浅、变慢的现象，这不仅会严重影响睡眠质量，还会导致机体缺氧和二氧化碳潴留，使血压升高、心率加快，长期如此可增加高血压、冠心病、心律失常等心血管疾病的发生风险。同时，还可能引起内分泌紊乱、精神神经症状，如白天嗜睡、乏力、注意力不集中、记忆力减退、焦虑、抑郁等。

咽炎有哪些并发症？

（1）鼻咽部：急性鼻咽炎发作时，鼻咽部灼痛、发热，呼吸费力，硬腭以上又痛又辣，甚至导致中耳黏膜充血肿胀，患者耳痛难忍，听力下降，间断耳鸣。慢性鼻咽炎发作时黏性分泌物黏附于鼻咽后壁，异物感明显。

（2）口咽部：扁桃体炎频繁发作，导致发热、咽痛，吞咽费力，长期发作导致扁桃体增生肥大，表面不平，藏污纳垢，舌根及咽后壁淋巴滤泡大片增生，咽侧索肥厚，呼吸气流受限。

（3）喉咽及喉腔：急性会厌炎来势凶猛，出现呼吸困难，吞咽费力，说话含糊不清，严重时会危及生命。披裂充血则喉痛，声带活动部分受限。室带、声带急性炎症，出现喉痛难忍，声嘶持续。慢性炎症时，声带慢性充血肥厚，常年声嘶伴异物感，发音改变。

（4）鼾症：慢性咽炎可使咽喉部黏膜肿胀、增厚，导致咽腔狭窄，进而引起打鼾。同时炎症降低了黏膜的分泌、清洁能力，使黏液堆积，加重气道狭窄，严重时甚至有夜间猝死风险。

（5）心血管疾病：慢性咽炎引起的炎症可能损伤血管内皮细胞，增加心血管疾病发病风险，如急性心肌梗死、高血脂、高血压等。

（6）肾炎：链球菌性咽炎严重感染时，链球菌等致病菌可随血液循环侵入肾脏，引起急性肾炎。

（7）风湿热：咽炎可能导致风湿热，引发关节炎、心肌炎、皮下结节等并发症。

（8）消化问题：咽炎可能导致口腔和食管黏膜受损，引发消化问题，如胃肠炎、腹泻等。

诊断与鉴别诊断篇

◆ 什么是咽部一般望诊?

◆ 什么是咽部触诊?

◆ 儿童的咽部是如何检查的?

◆ 咽部还可以做哪些检查?

◆ 脱落法细胞学检查是怎么回事?

◆ ……

什么是咽部一般望诊？

咽部检查法可以分为一般望诊、咽部触诊、咽部X线检查及其他检查4类。

望诊就是普通的咽部检查。检查步骤是先查口咽，次查鼻咽，再查喉咽。检查时，被检查者正面端坐，态度自然，张口时自然呼吸，不要用力，以免咽部紧张充血，改变咽部原来的外观。检查时可按下述步骤循序进行。

（1）口唇：观察口唇及其周围组织的形态、色泽是否正常，有无干燥鳞屑、皲裂、疱疹和瘢痕等。

（2）口腔：先用压舌板推开口唇和颊部，观察黏膜有无充血、溃疡、新生物、斑点以及腮腺导管口的情况，再观察牙与牙龈情况，最后让被检查者头稍后仰，观察硬腭及腭弓的深浅，有无溃疡、新生物、穿孔、塌陷或腭裂等。口腔检查完毕后，再集中注意力检查口咽部。

（3）软腭与悬雍垂：用压舌板轻压舌前2/3，压向舌根。观察软腭颜色，有无溃疡或新生物，有无红肿或膨隆下塌，软腭是否裂开，有无瘫痪，观察悬雍垂是否缺如、分歧、过长或红肿。此时，患者一般被要求发"啊"音，因为在发"啊"音时，软腭与悬雍垂同时上提，如不能运动或一侧运动不灵活，要考虑是否有软腭瘫痪等腭肌麻痹现象。急性咽炎发生时，软腭、悬雍垂明显充血；慢性咽炎常使悬雍垂充血肿胀增长，可下垂触及舌根。

（4）扁桃体（腭扁桃体）：移动压舌板使其压向舌侧或舌根，被检查者头稍向左或右偏，观察由软腭两侧下延的舌腭弓和咽腭弓有无充血，其色为鲜红还是暗红，有无伪膜、渗出物、溃疡、瘢痕黏连及外形改变。扁桃体在两腭弓之间，一般不超越腭弓，但其大小不能作为炎症有无或轻重的指征。检查时，观察扁桃体显露的体积、形状，表面是否润泽和有无斑点、角化物、渗出物，小窝是否清晰和有无瘢痕，两侧是否对称。一般以扁桃体显露的体积大小分为四度（或级）。①0度：扁桃体深埋两腭弓内不能看见。②Ⅰ度：扁桃体显露于两腭弓之间。③Ⅱ度：扁桃体遮蔽咽腭弓。

④Ⅲ度：扁桃体超过咽腭弓突向咽中线。患急性扁桃体炎时，扁桃体红肿，表面有黄白色点状或小片状渗出物；患慢性扁桃体炎时，扁桃体表面呈暗红色，多有瘢痕，显不平状，或有黄白色斑点，小窝中可见白色小囊肿。检查时还须用另一压舌板压迫舌腭弓，查看有无脓液或豆渣（干酪）状物自小窝中挤出，亦可将隐藏不易看到的扁桃体挤压突出。

（5）咽后壁：检查咽后壁时，患者应当正面端坐，头位不能左右前后摆动，因为当头向一侧偏斜就会使颈椎横突向前突出，顶于咽后壁上，易被误诊为咽后病变。某些患者发音时悬雍垂上提，咽后壁正中可见明显隆起的第一颈椎粗隆，需要与咽部肿块鉴别。正常人咽后黏膜光滑润泽，呈粉红色，有时可见微细血管或少数散在的小淋巴滤泡。患急性炎症者呈鲜红色，慢性病患者为暗红色。如黏膜表面附有黏液或脓液，多提示鼻腔和鼻窦有病变。黏膜干燥、发亮或覆盖脓痂，多为干燥性或萎缩性咽炎。咽后壁淋巴滤泡过多，甚至融合成大片，则属于增生性或肥厚性咽炎。咽后壁黏膜紧张膨隆，应先排除咽后脓肿或肿瘤。此外，检查时应注意是否有伪膜、溃疡、瘢痕形成等。

（6）舌扁桃体：医生借助间接喉镜观察舌扁桃体有无充血、肿胀、脓液、溃疡及肿物，以及会厌谷中有无异物或肿块。

什么是咽部触诊？

咽部触诊是常用的诊断方法，被检查者正坐，头稍前倾，检查者立于被检查者右侧，右手戴手套或指套，用食指自右口角伸入咽部检查。检查儿童时按前述让患儿家长抱坐，诱导患儿张口，检查者站立于被检查儿童背后，待患儿张口时，即用左手将儿童颊部推至上下牙齿间，用戴手套的食指伸入咽部检查。必要时，可做双手触诊法，检查者立于被检查者对面，嘱被检查者张口，查右侧时，检查者右手食指在咽部触诊，同时左手在颈部相对部位触诊，查左侧时手法相反，两侧应作对比。

触诊适用于诊断咽部肿块，确定其大小、硬度和活动度，有无波动感及与颈部的关系。诊断茎突过长时，触诊更为重要。小儿腺样体的大小，常用触诊确定，但遇有疑似咽部脓肿时，触诊应极慎重，以防脓肿破裂，脓液吸入气管，发生窒息。

颈部触诊亦应列为常规检查法，对于咽部恶性肿瘤，特别是鼻咽癌，即可查明颈部有无淋巴结转移。检查时，患者头稍向前倾，使颈部肌肉放松，检查者用双手在其颈部两侧自耳根向下至锁骨上窝触诊，再依次转向下颌角后、下颌角下、舌骨旁及颏下部与颈前部，仔细检查，若发现有肿大的淋巴结，应注意其大小、硬度、活动度和外形。此外，咽部尖锐异物可在颈部触诊时发现明显的压痛点；鳃裂囊肿或瘘管可在胸锁乳突肌前缘与颈侧触及条索状组织或弹性肿块；甲状舌骨肌囊肿或瘘管可在颈前触及到小圆形肿块或在甲状舌骨膜处触及到条索状组织向上延伸至舌骨下缘；咽喉部手术或创伤后并发皮下气肿，亦可在颈部触得握雪感或听到捻发音。

对于触及到的咽部肿块，必要时可进行穿刺吸引或用肝穿刺针或切开黏膜直接取材，做细胞学检查或活体组织检查。穿刺如为黏液或浆液，多为囊肿，如为脓肿，则可吸出脓液，应及时做细菌培养和药物敏感试验。

儿童的咽部是如何检查的？

儿童的咽腔较小，且易情绪紧张、恐惧，合作时间短，此时要求患儿家长密切配合医生动作，及时控制患儿的头位，以便在短时间内检查完毕。患儿最好由家长抱坐，卧床患儿以平卧位检查为佳。对于不合作的患儿可由家长抱坐在腿上，两腿交叉夹住患儿下肢，一手抱紧患儿上肢与胸部，使劲贴在胸前，另一手按住患儿前额以固定头位，对于极不合作的患儿，则需要用被单将患儿手臂与上身裹住再由家长抱坐检查。如受检儿童不肯张口，医生可能会通过捏其鼻翼的办法迫使患儿张口，或用张口探条由牙后空隙伸入咽部刺激咽反射，促使患儿张口，再乘机放入压舌板或张口器，进行检查。

咽部还可以做哪些检查？

1.内镜检查

（1）纤维喉镜检查：将纤维喉镜从鼻腔伸入患者口咽部、喉部甚至下呼吸道，可清晰观察到口咽、喉咽等部位的病变情况，还能拍摄或取样活检。

（2）电子喉镜检查：与纤维喉镜类似，有助于发现早期病变，检查前患者一般需口服局部麻醉药物以减轻不适感。

（3）直接喉镜检查：这是一种有创检查，医生会将直接喉镜插入喉部，直接观察喉部的情况。

2.影像学检查

（1）平片检查：多采用颈侧软组织摄片，观察颈椎前软组织厚度，如超过15mm，就可能有脓肿或新生物等。此外，还可观察会厌表面是否光滑或增厚，舌根部和会厌谷的形状，软骨有无破坏，喉与气管有无移位变形以及肿块突出的阴影。

（2）钡剂造影术：可先行钡剂透视，观察吞咽。然后吞钡剂摄正位和侧位片，观察口咽和喉咽腔的形象，有无蝶形钡剂滞留、软骨是否骨折移位及环状软骨后是否有肿瘤等变化。

（3）CT检查：能清晰地显示咽部的解剖结构，有助于诊断咽部的炎症、肿瘤、囊肿、异物等病变，还能帮助医生了解病变的范围及其与周围组织的关系。

（4）MRI检查：对软组织的分辨能力更高，可以提供更详细的咽部图像，有助于发现一些CT检查不易发现的病变，如早期的肿瘤侵犯、神经病变等。

（5）超声检查：主要用于评估颈部淋巴结是否肿大，以及软腭、悬雍垂、甲状腺等颈部软组织的情况。

3.功能检查方法

（1）呼吸功能：鼻咽呼吸是否通畅，可通过鼻腔呼吸功能检查判断。

（2）吞咽功能：可通过询问病史、咽部检查、喉镜检查及钡餐检查，判断吞咽功能障碍的原因。咽肌麻痹可出现吞咽功能障碍，而软腭麻痹，可出现食物逆行入鼻腔，此时说话有开放性鼻音，检查时可见软腭不能上抬或两侧不对称。

（3）感觉功能：检查腭弓及咽反射功能，可用触刺法或指诊法。如感觉障碍累及喉部，进食时食物常呛入气管内，此时需请神经科医生协助查找病因。

4.其他检查

（1）嗓音评估：通过语音分析、音域测试等方法评估嗓音质量，如采用录音分析法、嗓音沙哑计分法等手段对患者发声情况进行量化评估，帮助诊断嗓音疾病。

（2）过敏原检测：对于怀疑有过敏性咽炎等疾病的患者，可进行过敏原检测，以便采取针对性的预防和治疗措施。

（3）实验室检查：如血常规检查可帮助判断是否存在感染，还有分泌物涂片、细菌培养等检查。

脱落法细胞学检查是怎么回事？

此法简单易行，据报告对鼻咽癌诊断的阳性率可达74%~85%。

1.取材方法

口咽部可直接取材，鼻咽部有以下4种取材方式，喉咽部取材同鼻咽部。

（1）分泌物的卷棉子涂片：①经鼻腔涂取：先用麻黄素和1%的丁卡因收缩麻醉鼻腔黏膜，再用浸过生理盐水的卷棉子经鼻腔至鼻咽部，在病变处用力涂取。②经口腔涂取：在鼻咽镜观察下，用浸过生理盐水的弯喉卷棉子经口腔伸至鼻咽部涂取。

（2）细竹片刮取：用细长竹片经鼻腔至鼻咽部刮取。

（3）吸引器头吸取：在吸引器头盖内放小片绸布，将吸引器头伸入鼻咽部吸取分泌物，旋下头盖，取出绸布做涂片检查。

（4）活检组织直接涂片。

2.涂片固定与染色

每次制作2~4张涂片，随即放入等份的乙醚与96%乙醇固定液中，不可晾干后再固定，否则会导致细胞结构模糊，影响诊断。涂片固定时间为30分钟至7天，固定过程需静置，避免摇动使涂片材料脱落。固定后按巴氏染色，再用显微镜检查。

3.检查

涂片可见正常的鳞状上皮细胞、纤毛柱状上皮细胞、杯状细胞、淋巴细胞、吞噬细胞、浆细胞、中性粒细胞和红细胞等。癌变细胞大致分为大圆形、小圆形和多形细胞3型，但形态变化较大。

咽部活检是怎么回事？

为诊断咽部疾病，尤其是恶性肿瘤，活检是最常用的方法。取材方法有以下3种。

（1）咬取法：在局部或表面麻醉下，用活检组织钳在肿瘤或溃疡的边缘咬取，钳子要锐利，操作要轻巧，切勿挤压组织，取材要尽量多取，避免咬取坏死组织，咬取后若有出血则立即止血。鼻咽部活检可用直的活检钳经鼻腔咬取，也可用翘头钳经口腔伸入鼻咽部咬取。遇有操作困难者，可采用橡皮导尿管软腭牵引法进行活检。

（2）穿刺吸引法：适用于位置近表面而无溃疡的肿块，在消毒麻醉后，选择血管少的部位用带空针的粗针头刺入（如在颈部，可先用尖刀刺破皮肤），用力抽吸，可向各方向穿刺抽吸多次，然后拔针，用生理盐水冲洗针筒和针头内的组织碎块，用纱布或滤纸过滤，取沉渣固定送检。但是穿刺法有假阴性的可能，如高度怀疑恶性肿瘤，经患者同意后可重复操作或者切开取材。

（3）切取法：适用于小肿瘤或淋巴结，应整个切除送检。

慢性咽炎需要做CT检查吗？

计算机断层扫描（CT）利用X线断层扫描，电光子探测器接收，并把信号转化为数字输入电子计算机，再由计算机转化为图像。CT是一种无痛苦、无损伤、无危险、快速、方便，适合于任何年龄且准确性高的辅助检查工具。慢性咽炎一般不需要做CT检查。因为慢性咽炎的诊断主要是依靠主诉以及耳鼻喉科体检时对咽腔黏膜的直接观察。如果患者咽反射明显，常规耳鼻喉科体检无法顺利完成，当借助纤维喉镜或电子喉镜检查咽腔黏膜，其诊断价值较CT更大。

什么是喉镜检查？

喉镜检查主要有间接喉镜检查、直接喉镜检查、纤维喉镜检查、动态喉镜检查。

1.间接喉镜检查

1855年由Manuel García首次倡导使用，至今已有百余年历史，仍是咽喉部检查的首要方法。该方法器械简单，操作方便，患者无痛苦，能清晰呈现喉咽、喉部影像，便于观察声带运动，是喉咽、喉部检查的重要手段。

（1）操作步骤：患者正坐，头稍向前移，下颌微向前伸。检查者坐于患者对面，选择大小合适（常用镜面直径18mm）的喉镜。患者张口，舌外伸，用小块纱布裹住舌前部，检查者左手拇指、中指及无名指持舌部，食指向上推开上唇，小指托于下颌部固定，轻轻向外牵引舌头，但不可用力过猛。检查者戴好额镜反光，右手持喉镜，先将镜面在酒精灯上烘暖，再在手背上测试镜背温度，防止镜面伸入喉腔时被雾化，同时避免烫伤咽喉部黏膜。随后将喉镜伸入咽部，镜面向下直抵软腭，将软腭及悬雍垂向后推移，镜柄托于口角固定。

（2）患者配合：检查时患者需发出"衣"音，使喉部会厌组织上抬，以暴露下咽部、梨状隐窝区和声门区。

2.直接喉镜检查

需在表面麻醉下进行,有的患者因为恐惧心理不能接受该项检查,可以改为在全身麻醉下进行,只是费用要远高于局麻操作。

操作步骤:患者仰卧位,头尽量后仰下垂。检查者立于患者头端,左手持直接喉镜,右手指移开患者上唇以防止压伤。戴假牙的患者应提前告知并取下假牙,牙齿松动的患者检查后可能出现牙齿脱落。喉镜从患者口腔右侧插入,至舌后1/3处将管端移向中部,用力向前举起,暴露舌根部、扁桃体下缘及会厌上缘。将喉镜管端稍向后倾,移于会厌后部,再向下深入约1cm,用力向前托起会厌软骨及其前方软组织,即可暴露喉内部。对于在间接喉镜下不易取出的下咽部异物或取病理组织活检,可在直接喉镜下进行。

3.纤维喉镜检查

纤维喉镜适用于无法配合间接喉镜检查的患者。

操作步骤:先用麻黄素丁卡因溶液麻醉鼻腔,再用丁卡因喷雾麻醉口咽及下咽3次。检查者坐于患者对面,左手握镜体的操纵体,右手指持镜体远端,轻轻沿鼻腔底部滑入鼻咽腔,拨动按钮使远端弯向前,进入口咽。自进入鼻腔起依次观察鼻咽部、舌根部、喉咽部及喉部。若要观察会厌喉面及前连合,可调整远端向前弯曲,旋转180°则可看到后连合、咽后壁和梨状隐窝。

4.动态喉镜检查

动态喉镜又名喉闪光镜或频闪观测器,用于观察发音时声带活动形态,借以研究发音生理及检查发音障碍与声带振动异常之间的关系。

什么情况需要做纤维喉镜检查?

纤维喉镜是利用透光玻璃纤维的可曲性、纤维光束亮度强、可向任何方向导光的特点,制成镜体细而软的喉镜,其外径3.2~6mm,长度300mm以上,远端可向上弯曲90°~130°,向下弯曲60°~90°,视角50°。光源用卤素灯的冷光源。纤维喉镜检查的适应证如下。

（1）间接喉镜检查有困难者，如咽部敏感、上切牙突出、舌过高等。

（2）不能承受直接喉镜检查者，如牙关紧闭、颈椎强直、短颈等。

（3）鼻咽部、喉部隐蔽的病变，微小的早期鼻咽部黏膜下肿瘤、喉肿瘤的检查以及观察咽鼓管、声带活动等。

（4）进行活检或较小的声带息肉和结节的手术治疗。

上呼吸道有急性炎症伴有呼吸困难者以及心肺有严重病变者禁用。

操作步骤：在表面麻醉下进行，患者术前6小时禁食。检查时患者大多采取坐位，精神紧张和衰弱的患者，也可采取仰卧位。检查者左手握持镜体，拇指控制方向钮，右手持镜杆远端，轻轻送入鼻腔，沿鼻底经鼻咽部，进入口咽，在调整镜杆远端、伸至喉部时，可观察会厌、杓状会厌襞、室带、声带、前连合、后连合和声门下区，并能窥清直接喉镜下不能检查的部位，如会厌喉面、喉室等处。检查时当仔细观察黏膜病变、有无新生物及声带活动情况等。

什么是电子喉镜检查？

电子喉镜是继第一代硬管和第二代光导纤维喉镜后的第三代产品，其前端装备微型图像传感器，图像经处理器处理后，显示在电视监视器上，具有放大效应，比普通光导纤维分辨率高，具有高清晰度、高分辨率、高逼真度、适用范围广的特点，适用于耳鼻咽喉疾病的诊治。电子喉镜在名称上易被理解为只能诊治喉部疾病，但电子喉镜不只在喉部疾病中发挥作用，还广泛应用于鼻、咽、喉甚至部分耳部疾患中。电子喉镜像素比纤维喉镜高，且有放大功能，视野更加清楚，在进行鼻咽部、喉部新生物的诊治中，电子喉镜视野更宽阔，前端弯曲角度更大，避免了盲区，更能早期发现病灶，活检时能准确钳夹病变组织，提高一次阳性检出率，减少患者痛苦。此外，电子喉镜与其他器械配合还广泛应用于其他疾病，如在电子喉镜下微波止血、对儿童声嘶进行病因查找等。由于电子喉镜本身在电视监视器下操作，检查时可多人同时观察，便于实施教学和会诊，有利于教学和资料保存。

慢性咽炎患者在某些情况下也可能需要进行电子喉镜检查。电子喉镜配合先进的图文处理系统，所连接的设备可将检查结果贮存、可录制动态图像，也可打印成彩色照片，患者和家属都能了解病情，积极配合治疗，大大方便统计和临床资料的积累。

常用器械如何使用及保养？

1. 一般内镜

一般内镜包括直接喉镜、支撑喉镜等。

（1）使用前用无菌生理盐水冲洗（管腔还需用注射器冲洗），以免残留甲醛或器械液等消毒药液刺激组织。检查器械各部件是否合套，如异物钳或活检钳等。

（2）将光源亮度调到最小，然后插上灯泡导线，逐渐开大亮度至满意为止。如灯光不亮或亮度不够，需先查明原因，不可任意将调节器开到最大以免烧坏灯泡。

（3）操作时应一手持内镜，另一手持活检钳等，禁止一手同时持两件器械，以防不慎滑落摔坏。

（4）器械须专物专用，不得掰弯或者代用，以免损坏部件。

（5）使用后用清水将所有器械及其部件冲洗干净（尤其是各种内镜管腔等须反复冲洗以保持通畅无阻），拭干后在金属部分涂擦机油，关节和螺丝处也需滴入机油，然后按用途归类放回专门器械箱中，以免急用时互相拿错。放回前须检查灯泡是否发亮，吸引管是否通畅，否则需查明原因并修好后才能放入，以免急用时故障百出。干电池使用后需及时卸下，以防硫酸锌溢出腐蚀器械。

（6）器械使用前必须再消毒。用2%戊二醛或其他器械消毒液等浸泡30分钟，或放入戊二醛熏箱内熏蒸4小时。一般不宜用热力灭菌法（高压蒸汽和煮沸），以免器械受热变形，或焊接部分松脱失灵。

2.纤维内镜及硬管内镜

（1）纤维鼻内镜、纤维鼻咽镜、纤维喉镜等纤维内镜均系精密贵重器械，须专人保管、专柜存放。

（2）纤维内镜及光源导线内部是光导纤维，使用中和存放时应避免扭曲和过度弯折。

（3）硬管鼻内镜内部为导光玻璃柱，操作时要轻拿轻放，持镜要稳，谨防碰撞和滑落。

（4）内镜的镜面、摄像头、相机镜头等是精密光学玻璃，易受潮霉变。应放置在干燥、阴凉通风处。通常应放入干燥器内，并定期更换吸湿剂。

（5）消毒时用戊二醛熏蒸4小时灭菌，金属器械可用消毒器械液浸泡，但均不宜用高压蒸汽或煮沸等热力灭菌法。门诊用鼻内镜可浸泡消毒使用前均需用无菌水冲洗。

（6）耳鼻咽喉科的器械比较精细，使用中及使用后要注意爱护和保养。

慢性咽炎有哪些新的检查方法及设备？

（1）高分辨率喉镜联合窄带成像（NBI）：可发现早期黏膜微血管异常，鉴别普通咽炎与癌前病变等。

（2）咽部pH检测（Dx-pH探针）：检测咽喉部酸反流时间，敏感度高于传统食管pH监测。

（3）唾液生物标志物监测：分析IL-6、TNF-α等炎症因子水平，辅助评估慢性炎症程度。

（4）咽拭子宏基因组测序：检测咽部菌群失调（如链球菌、厌氧菌过度增殖）。

（5）人工智能（AI）辅助诊断：基于喉镜图像AI系统自动识别咽炎类型。

咽炎与胃食管反流的症状一样吗?

咽炎患者常见的症状有咽部异物感、声音嘶哑、慢性咳嗽等,与胃食管反流引起的咽喉部症状相似。胃食管反流患者可同时存在反酸、胃灼热等典型症状,但也有一部分患者以咽喉部症状为首发或唯一表现,容易被误诊为单纯的咽炎,所以对于一些不适症状与进食、体位相关且按常规咽炎治疗效果不佳的患者,需要排除胃食管反流。

鼾症会加重咽炎吗?

患者在睡眠时打鼾,尤其是伴有呼吸暂停和张口呼吸的情况下,干燥的空气不经过鼻腔的湿润和过滤作用,直接通过口腔进入咽喉部,会使咽喉部黏膜长时间处于干燥状态,进而加重咽干等不适,且气流的强烈冲击会对咽喉部黏膜造成反复的物理刺激。正常情况下,鼻腔可以对吸入的空气进行加温、加湿和过滤,而张口呼吸时咽喉部直接暴露在气流中,黏膜的正常生理功能受到影响,容易导致咽喉部黏膜充血、水肿,从而加重咽炎的症状。

张口呼吸使得口腔内的细菌更容易在咽喉部滋生,口腔内存在多种细菌,正常情况下,经鼻腔呼吸可以在一定程度上减少细菌向咽喉部的扩散,而鼾症患者的口腔在睡眠时处于相对开放状态,细菌更容易在咽喉部繁殖,引发炎症反应,使得咽炎加重。

对于存在睡眠呼吸暂停综合征的鼾症患者,反复的呼吸暂停会导致机体出现间歇性低氧血症和高碳酸血症。这些病理、生理变化会引起全身炎症反应,咽喉部作为上呼吸道的一部分,也会受到炎症累及,使咽炎症状加剧。

如何区别茎突综合征与慢性咽炎?

从病因来看,茎突综合征主要是因为茎突发育异常,或者茎突的形态、方位异常，刺激周围的血管、神经等组织从而引起一系列症状，也可能是外伤、感染等因素导致茎突周围组织发生病变，进而引起茎突相对过长。慢性咽炎主要是急性咽炎反复发作或治疗不彻底，或鼻腔及鼻窦疾病等邻近器官病灶刺激，或长期处于粉尘、化学气体环境，或过度烟酒等刺激咽部引起。

从症状来讲，茎突综合征引起的疼痛及咽部异物感多为单侧，如针刺样、牵拉样或刀割样，吞咽、转头、说话等动作可能使疼痛加重，还可放射至耳部、颈部。慢性咽炎的疼痛，一般是双侧咽部的隐痛、灼痛或干燥性疼痛，疼痛程度相对较轻，过度用嗓、食用刺激性食物后会加重。

区别两者应注意以下几点。

（1）注意鉴别诊断：当患者出现咽、颈、耳部不适症状时，应在排除咽喉部的异物及扁桃体、鼻咽部、舌根部、喉、气管等处器质性病变后，考虑是否存在茎突过长或者形态、方位异常。

（2）仔细查体：对疑似茎突过长者，查体时要进行扁桃体窝触诊，但是由于扁桃体的存在，触诊的阳性率并不高且茎突不易被直接触摸到。

（3）影像学检查：X线检查茎突技术要求高，若拍摄角度稍有偏斜，茎突就不能清楚显示，易造成误诊。随着CT的普及，茎突过长更容易诊断。

总之，应结合茎突X线片、CT冠状位扫描结果，认真鉴别，可以减少误诊、漏诊。

咽囊炎如何诊断？

诊断咽囊炎时主要根据患者的症状、体征再加上鼻内窥镜等辅助检查情况。CT扫描鼻咽部可见鼻咽部有囊性病变，周围组织炎症表现。MRI检查表现为T_2加权像上高信号的囊性病变。结合病史、临床表现、体征、影像学及实验室检查可明确诊断。

慢性咽炎与亚急性甲状腺炎有何区别？

慢性咽炎的主要体征为咽部充血，但人群中咽部充血者不在少数，并非所有咽部充血者都有咽炎，许多亚急性甲状腺炎患者也同时存在咽部充血，容易误诊。亚急性甲状腺炎多见于20~40岁女性，发病前常先有上呼吸道感染相关症状，发病多急骤，早期有不同程度的发热、咽痛、乏力、食欲不振等症状，患者转动头部或吞咽时疼痛加重并可向耳、下颌或枕部放射。

从发病因素来讲，慢性咽炎多由急性咽炎反复发作、各种鼻病及呼吸道慢性炎症、长期张口呼吸及炎性分泌物反复刺激咽部、慢性扁桃体炎、慢性牙周炎等引起。全身因素如贫血、消化不良、下呼吸道慢性炎症、心血管疾病、内分泌紊乱、自主神经功能失调、维生素缺乏及免疫功能减退等也可引发慢性咽炎。而亚急性甲状腺炎，多与病毒感染相关，如柯萨奇病毒、腮腺炎病毒、流感病毒等，发病前1~3周常有病毒感染的前驱症状，亚急性甲状腺炎还与自身免疫因素相关，患者血清中可检测出针对甲状腺的自身抗体。

从症状来讲，慢性咽炎更常见的是咽部异物感、咽痒、咽干，讲话多、食用刺激性食物时症状加重，而亚急性甲状腺炎主要为颈前区疼痛，常放射至下颌、耳部或枕部，吞咽或咀嚼时疼痛加重。多数患者伴有甲状腺轻至中度肿大，且甲状腺质地较硬，触痛明显，部分患者会伴有发热、畏寒、乏力等全身症状，还可能出现心慌、多汗等甲状腺功能亢进的表现，少数患者后期可能出现甲状腺功能减退的症状。

在疾病诊断方面，慢性咽炎通过患者症状，结合血常规、喉镜检查，一般可以确诊，通常不需要做特殊实验室检查，喉镜下可见咽部黏膜慢性充血，咽后壁淋巴滤泡增生，咽侧索肥厚，有时可见黏膜干燥，甚至黏膜萎缩变薄。而亚急性甲状腺炎通常需要做血常规、血沉、甲状腺功能检查，经甲状腺B超或放射性核素甲状腺显像检查确诊，血常规可见白细胞计数正常或轻度升高，血沉明显增快，甲状腺功能检查可见早期亚急性甲状腺炎患者血清甲状腺激素水平升高，而促甲状腺激素（TSH）降低，后期可能出现甲状腺功能减退的表现，甲状腺自身抗体一般为阴性或轻度升高。甲状腺B超显示甲状腺肿大，内部回声不均匀，可见片状低回声区，边界模糊。放射性核素甲状腺显像可见甲状腺摄碘率明显降低，与血清甲状腺激素水平升高，呈现"分离现象"，这是亚急性甲状腺炎的特征性表现。

在疾病治疗方面，慢性咽炎主要有祛除病因、药物治疗（使用含漱液保持口腔卫生，口服清咽利喉等中成药）以及局部治疗（激光、微波、低温等离子等方法）。而对于亚急性甲状腺炎，轻症患者一般可选用非甾体抗炎药缓解疼痛和炎症，对于疼痛剧烈、体温持续升高的患者，可使用糖皮质激素治疗，待症状缓解后逐渐减量，还需要针对异常甲状腺功能进行治疗，当出现甲状腺功能亢进时，可使用β受体阻滞剂如普萘洛尔等对症治疗，出现甲状腺功能减退时，可使用左甲状腺素钠片替代治疗。

如何诊断急性咽炎？

诊断急性咽炎需结合病史、症状、体格检查和实验室检查综合判断。

1.病史

（1）诱因：近期是否感冒、疲劳、受凉，或接触呼吸道感染者。

（2）生活习惯：吸烟、饮酒、辛辣饮食、用嗓过度等可能诱发急性咽炎。

（3）过敏或环境因素：接触粉尘、刺激性气体、过敏原等。

（4）其他症状：是否伴随发热、咳嗽、鼻塞、声嘶等。

2.症状

（1）咽部症状：咽痛（吞咽时加重）、咽部干燥，伴有灼热感或异物感，还可能伴咳嗽、咯痰。

（2）全身症状（多见于细菌感染）：发热（体温可达38℃以上）、头痛、乏力、食欲减退、颈部淋巴结肿大伴压痛。

3.体格检查

（1）咽部检查：咽黏膜充血、红肿（弥漫性或局部）；咽后壁淋巴滤泡增生，可见黏液或脓性分泌物；扁桃体可能红肿，但无脓栓（需与急性扁桃体炎鉴别）。

（2）其他检查：触诊颈部淋巴结（常见下颌角淋巴结肿大）。检查鼻腔、口腔有无合并感染（如鼻炎、牙龈炎）。

4.实验室检查

（1）病原学检查：①咽拭子培养：鉴别细菌（如A组乙型溶血性链球菌）或病毒感染。②快速抗原检测（RADT）：15分钟内筛查链球菌感染。

（2）血液检查：①血常规：细菌感染时白细胞及中性粒细胞升高；病毒感染时淋巴细胞可能增多。②若怀疑传染性单核细胞增多症，查EB病毒抗体。

（3）其他：对于症状严重者需排除会厌炎，可行喉镜或颈部影像学检查。

慢性咽炎的诊断标准是什么？

诊断慢性咽炎时需结合患者的症状、体征及必要的辅助检查，并排除其他可能引起类似症状的疾病。

1.病程标准

慢性病程：症状持续3个月以上，或反复发作迁延不愈。

2.典型症状

（1）咽部不适：咽干、咽痒、灼热感、异物感（"如鲠在喉"），晨起明显。

（2）刺激性咳嗽：干咳或咯少量黏痰，可能因咽部敏感诱发。

（3）分泌物增多：晨起常有黏稠分泌物附着，可能伴恶心感。

（4）声音疲劳：长时间说话后声音嘶哑或咽痛加重。

（5）环境诱发：在受凉、干燥、烟酒、粉尘刺激后症状加重。

3.体征

（1）慢性单纯性咽炎：咽黏膜弥漫性充血，血管迂曲扩张，悬雍垂轻度水肿，咽后壁可见少量黏液附着。

（2）慢性肥厚性咽炎：咽黏膜增厚，咽后壁淋巴滤泡显著增生（呈颗粒状或融合成片），咽侧索肥厚。

（3）慢性萎缩性咽炎：黏膜干燥、变薄，表面附有灰白色痂皮（严重时累及喉部），常与萎缩性鼻炎并存。

4.辅助检查

（1）喉镜或鼻咽镜检查：直观观察咽部黏膜状态及病变范围。

（2）实验室检查：血常规、C反应蛋白（排除细菌感染，慢性咽炎患者通常无白细胞升高）。

（3）咽拭子培养：鉴别特异性感染（如真菌、结核等）。

（4）影像学检查：①颈部CT或MRI检查：怀疑占位性病变（如肿瘤）或邻近器官病变（如鼻窦炎）时使用。②24小时喉咽反流监测：排除胃食管反流引起的反流性咽喉炎。

5.鉴别诊断

（1）反流性咽喉炎：与胃酸反流相关，常伴有反酸、胃灼热、声嘶，需抑酸治疗。

（2）过敏性咽炎：有明确过敏原接触史，伴鼻痒、喷嚏，过敏原检测阳性。

（3）上呼吸道咳嗽综合征：因鼻炎或鼻窦炎导致分泌物倒流刺激咽部，需治疗原发鼻部疾病。

（4）喉咽肿瘤：持续进行性加重的咽痛、吞咽困难、痰中带血，需喉镜联合活检检查。

（5）全身性疾病：如干燥综合征、糖尿病等引起的咽部干燥症状。

如何诊断慢性肥厚性咽炎？

诊断慢性肥厚性咽炎主要依据患者的症状、病史，同时结合医生的体格检查以及必要的辅助检查来综合判断。

1.症状

（1）咽部异物感：患者常感觉咽部有异物，如痰黏着感、梗阻感等，在吞咽时异物感可能会更明显，但一般不妨碍吞咽食物。

（2）咽痒与咳嗽：咽痒症状较为常见，常因咽痒引发刺激性咳嗽，这种咳嗽通常为干咳，无痰或仅有少量黏痰，且在晨起时可能会加重。

（3）咽痛：部分患者会有咽痛症状，通常疼痛程度较轻，多为隐痛或刺痛，在食用辛辣、刺激性食物后，疼痛可能会加剧。

（4）咽部干燥：患者会自觉咽部干燥不适，有时需要频繁饮水来缓解，尤其在夜间睡眠时，干燥感可能会更加明显，甚至会因咽干而醒来。

2.病史

（1）慢性病史：了解患者是否有急性咽炎反复发作的病史，这是慢性肥厚性咽炎常见的病因之一。此外，还需询问患者是否有鼻腔、鼻窦疾病，因为鼻腔分泌物倒流刺激咽部，也可能引发慢性肥厚性咽炎。

（2）生活习惯：询问患者的生活习惯，如是否长期吸烟、饮酒，是否经常食用辛辣、刺激性食物，这些不良的生活习惯都可能增加慢性肥厚性咽炎的发病风险。

（3）职业因素：了解患者的职业，是否接触粉尘、化学气体等有害物质，如教师、建筑工人、化工人员等，长期接触有害物质可能损伤咽部黏膜，导致慢性肥厚性咽炎。

3.体格检查

（1）间接喉镜检查：医生通常会先使用间接喉镜进行检查，通过间接喉镜可以观察到咽部黏膜的整体情况，慢性肥厚性咽炎患者可见咽部黏膜充血，呈暗红色，咽后壁有较多颗粒状隆起的淋巴滤泡，散在分布或融合成块，咽侧索也可能肥厚。

（2）纤维喉镜检查：若间接喉镜检查不能清晰观察或需要进一步了解咽部病变情况时，可进行纤维喉镜检查。纤维喉镜能更直观、清晰地显示咽部的细微结构和病变，有助于发现早期或隐匿性的病变，对于判断病情的严重程度和范围有重要意义。

4.辅助检查

（1）血常规检查：一般情况下，血常规检查可能无明显异常，但在伴有急性感染时，白细胞计数、中性粒细胞比例等可能会升高，这有助于判断是否存在感染以及感染的类型。

（2）过敏原检测：对于一些怀疑与过敏因素有关的患者，可能需要进行过敏原检测，以明确是否存在过敏原，如花粉、尘螨、动物毛发等，这对于制定针对性的治疗方案，如避免接触过敏原、进行脱敏治疗等具有重要指导意义。

如何诊断慢性萎缩性咽炎？

诊断慢性萎缩性咽炎需要从症状、病史、体格检查、辅助检查等多方面综合考量。

1. 症状

（1）咽部干燥：这是慢性萎缩性咽炎最主要的症状，患者常感觉咽部极度干燥，喝水也难以缓解，严重时甚至会影响吞咽和说话，自觉咽部黏膜"黏"在一起。

（2）咽部异物感：患者常自觉咽部有堵塞、压迫等异物感，有时像有一层膜覆盖在咽部，或者感觉有小颗粒状物体附着，吞咽时异物感可能会加重，但通常不影响正常吞咽食物。

（3）咽部疼痛：部分患者会出现咽部疼痛症状，多为隐痛或刺痛，尤其在吞咽时，由于咽部黏膜的摩擦和运动，疼痛感可能会更加明显。在进食过热、过冷或辛辣刺激性食物时，疼痛也会加剧。

（4）有臭味分泌物：由于咽腔黏膜萎缩，腺体分泌减少，局部抵抗力下降，容易滋生细菌，产生臭味。患者常能咳出或咯出黄绿色或黑褐色痂皮，带有臭味，有时还会伴有少量血丝。

2. 病史

（1）既往病史：了解患者是否曾经患过严重的急性咽炎、流感等上呼吸道感染疾病，这些疾病如果没有得到彻底治疗，可能会引发慢性萎缩性咽炎。此外，询问患者是否有鼻腔、鼻窦疾病，如慢性鼻窦炎，因为鼻腔长期分泌脓性分泌物刺激咽部，可能导致咽部黏膜发生病变。

（2）生活环境与习惯：询问患者的生活和工作环境是否存在有害气体、粉尘等污染，长期处于这种环境中可能损伤咽部黏膜。了解患者是否有长期吸烟、酗酒的习惯，以及是否经常食用辛辣、过烫的食物，这些因素都可能对咽部黏膜造成损害，增加慢性萎缩性咽炎的发病风险。

（3）全身疾病史：了解患者是否患有糖尿病、贫血、内分泌紊乱等全身性疾病，这些疾病可能影响咽部黏膜的营养供应和代谢，从而导致咽部黏膜出现萎缩性改变。

3.体格检查

（1）视诊：医生直接观察患者咽部，可见咽部黏膜干燥、变薄、色泽苍白发亮，像一层透明的薄膜，有时可看到黏膜下的血管，纹理清晰可见。咽后壁黏膜上可能有黏稠的分泌物或黄褐色痂皮附着，去除痂皮后可见下方的黏膜表面不光滑，甚至有小的出血点。

（2）触诊：在触诊时，医生可能会发现咽部黏膜弹性减退，感觉比较僵硬，不像正常咽部黏膜那样柔软有弹性。

4.辅助检查

（1）喉镜检查：包括间接喉镜、纤维喉镜或电子喉镜检查，可更清晰地观察咽部黏膜的形态、结构及病变范围。喉镜能看到咽腔是否扩大，咽后壁黏膜是否萎缩变薄，咽侧索是否变细，喉部黏膜是否存在萎缩性改变。

（2）病理检查：在必要时，医生可能会取咽部黏膜组织进行病理检查，这是诊断慢性萎缩性咽炎的金标准。慢性萎缩性咽炎患者病理检查可见咽部黏膜上皮变薄，固有层纤维组织增生，腺体萎缩，杯状细胞减少等萎缩性改变。

如何诊断腺样体肥大？

诊断腺样体肥大通常从病史、症状、体格检查、影像学检查等方面综合判断。

1.病史

（1）了解发病情况：询问患者本人或其监护人，了解患者是否经常出现鼻塞、流涕、睡眠打鼾、张口呼吸等症状，以及这些症状出现的频率、持续时间、加重和缓解的因素。如是否在感冒后症状明显加重，或者在季节交替时症状频发。

（2）既往疾病史：了解患者是否有反复上呼吸道感染、鼻窦炎、中耳炎等病史，因为这些疾病可能与腺样体肥大相互影响，反复的感染会刺激腺样体增生肥大。

2.症状

（1）局部症状

①鼻部症状：腺样体肥大常导致鼻塞，多为双侧，可伴有流涕，部分患者还可能出现嗅觉减退。由于鼻腔通气不畅，患者常张口呼吸，长期张口呼吸可能影响面部发育，出现腺样体面容，表现为上颌骨变长、腭骨高拱、牙列不齐、上切牙突出、唇厚等。

②耳部症状：肥大的腺样体可压迫咽鼓管咽口，引起咽鼓管功能障碍，导致分泌性中耳炎，出现耳闷、耳鸣、听力下降等症状。

③咽喉及下呼吸道症状：腺样体肥大可刺激咽喉部，引起咽部不适、咳嗽等症状，有时因分泌物倒流至下呼吸道，还可能导致支气管炎等下呼吸道炎症，出现反复咳嗽、咯痰等表现。

（2）全身症状：主要表现为慢性中毒及反射性神经症状。患者可能出现注意力不集中、多动、记忆力减退、学习成绩下降等，还可能有食欲不振、恶心、呕吐等消化不良症状，长期张口呼吸导致睡眠呼吸暂停，还可能影响生长发育。

3.体格检查

（1）口咽部检查：可见腭扁桃体肥大，口咽后壁有从鼻咽部流下的分泌物。用压舌板压舌后，有时可见鼻咽部红色块状隆起，表面多呈橘瓣样，有纵行裂隙。

（2）鼻腔检查：通过前鼻镜或鼻内镜检查，可发现鼻腔内有大量分泌物，多为黏脓性，常位于中鼻道或嗅裂。鼻黏膜可见慢性充血、肿胀、鼻甲肥大。

（3）特殊检查：可进行纤维鼻咽镜或电子鼻咽镜检查，能直接观察腺样体的大小、形态及阻塞程度，这是诊断腺样体肥大的重要方法之一。检查时可见腺样体呈橘瓣样增生，堵塞后鼻孔及咽鼓管咽口。

4.影像学检查

（1）鼻咽侧位X线片：可测量腺样体的大小及气道狭窄程度，常用的测量方法有腺样体厚度与鼻咽腔宽度比值（A/N值）等，一般认为A/N值大于0.7为腺样体肥大。

（2）CT检查：能更清晰地显示腺样体的形态、大小、范围以及与周围组织的关系，对于判断腺样体肥大对周围结构的影响，如是否压迫咽鼓管、是否引起鼻窦炎等有重要价值。

（3）MRI检查：对软组织的分辨力高，可多方位成像，能更好地显示腺样体的组织特征及其与周围软组织的关系，有助于对其他鼻咽部病变进行鉴别诊断。

如何评估自己是否有咽喉反流？

患者自己可以观察是否有下述症状。

1.咽喉局部症状

（1）异物感：常感觉喉咙有异物卡住，即便没有食物或痰液，这种异物感也持续存在，清晨时尤为明显，导致频繁清嗓。

（2）疼痛：咽喉部出现刺痛、烧灼感或隐痛，多位于喉咙后部。吞咽、进食酸性和辛辣食物、躺下或弯腰时，疼痛可能加重，还可能放射至耳朵或颈部。

（3）干燥感：胃酸刺激喉咙黏膜，使其干燥，需频繁饮水缓解。

（4）声音嘶哑：胃酸刺激使声带肿胀、受损，声音变得嘶哑、低沉、粗糙，严重时会出现发音困难甚至暂时性失声，说话或唱歌后症状加重。

（5）分泌物增多：咽喉受刺激后黏液分泌增多，感觉有痰液附着在咽喉壁。

2.呼吸道症状

（1）咳嗽：多为刺激性干咳，因反流的胃酸等刺激咽喉部黏膜引发，常发生在夜间或饭后，白天也可能加重。

（2）呼吸困难：严重的咽喉反流使咽喉部黏膜肿胀、狭窄，影响气道通畅，不过这种情况相对少见。

3.其他相关症状

（1）口臭：胃酸、消化酶反流至喉部，加上胃肠道功能紊乱导致食物残渣滞留发酵，产生酸臭味口气。

（2）消化不良：部分患者伴有腹胀、嗳气、反酸、胃灼热等消化不良症状，因为咽喉反流常与胃食管反流相关。

（3）恶心：清晨起床时，可能因夜间胃酸反流，感到喉咙干涩、恶心。

4.相关专科检查

（1）喉镜检查：直接观察咽喉部，查看黏膜有无充血、水肿、糜烂，以及声带运动和形态是否正常。若发现杓间区黏膜水肿、声带后联合处黏膜增生等典型反流性改变，对诊断意义重大。

（2）胃镜检查：直观观察食管、胃等部位，明确是否存在上消化道疾病及反流性食管炎。

（3）食管pH监测：连续记录24小时或更长时间食管内pH值变化，了解食管酸碱度，判断有无胃酸反流及反流频率、程度。

（4）食管压力测定：评估食管下括约肌和食管功能。若食管下括约肌压力降低或出现异常压力波动，提示可能存在咽喉反流风险。

（5）幽门螺杆菌检测：幽门螺杆菌感染可能会使胃酸分泌增多，加剧反流症状，可通过幽门螺杆菌快速尿素酶试验等检测，对诊断反流性咽喉炎意义重大。

此外，根据具体情况，医生还可能建议患者进行食管X射线钡剂造影检查、CT检查或多通道腔内阻抗pH监测等其他检查，更全面地评估病情。

如何评估鼾症？

1.询问病史与体格检查

（1）询问病史：结合量表了解患者的鼾声频率、强度、持续时间等，询问患者是否伴有咽干、白天嗜睡、晨起头痛、记忆力减退等症状，了解患者的生活习惯，如饮酒、吸烟和药物使用情况，还有既往鼻部、咽喉部疾病史等。

（2）体格检查：测量身高、体重，计算体质指数（BMI），检查有无小下颌，测量颈围，检查咽腔、鼻腔有无狭窄等。

2.睡眠监测

多导睡眠监测（PSG）：这是诊断鼾症的"金标准"，通过记录脑电图、眼动电图、肌电图、心电图、呼吸气流、血氧饱和度等参数，分析睡眠呼吸暂停发生的次数、持续时间、睡眠结构、缺氧情况等，以判断鼾症的严重程度。

3.内窥镜检查

纤维喉镜：可直接观察鼻腔、鼻咽部、口咽部、咽喉部的结构，检查是否存在导致气道狭窄的病变，还可辅以Muller实验，更准确地评估上呼吸道各部位的阻塞和狭窄情况。

4.影像学检查

（1）X线检查：用于评估上呼吸道的结构和功能，如鼻窦、咽喉部的狭窄情况，判断是否存在下颌后缩等导致气道狭窄的骨骼畸形。

（2）CT检查：可以更清晰地显示鼻腔、鼻咽部、口咽部的结构，判断是否存在狭窄或肿瘤，进而查找鼾症的病因。

5.其他检查

（1）上呼吸道持续压力测定：若上呼吸道某一部位出现阻塞，则阻塞平面以上的压力传感器不会产生压力变化，从而判断上呼吸道的阻塞部位。

（2）肺功能检查：评估患者的肺功能和呼吸道阻力，判断鼾症对呼吸功能的影响。

（3）血气分析：分析血氧和二氧化碳含量，病情严重或已并发肺源性心脏病、高血压、冠心病时，可有低氧血症、高碳酸血症和呼吸性酸中毒。

（4）血液检查：检查血细胞计数和血红蛋白水平，评估是否存在低氧血症。

（5）血生化检查：检测血糖、血脂等指标是否有异常。

（6）甲状腺功能检查：排除因甲减等内分泌疾病导致的鼾症。

儿童链球菌性咽炎需要与哪些疾病相鉴别？

儿童链球菌性咽炎需要与多种疾病相鉴别，鉴别时主要从症状特点、病因等方面进行区分。

1.疱疹性咽峡炎

（1）病因：由肠道病毒引起，如柯萨奇病毒A组等。

（2）症状特点：疾病初期常表现为发热，体温可达38℃以上，甚至更高，部分患儿可能出现高热惊厥，口腔黏膜可见散在灰白色疱疹，直径1~2mm，周围有红晕，多见于扁桃体前柱，也可见于软腭、扁桃体及悬雍垂上，但不位于齿龈及颊黏膜上，疱疹破溃会变为浅溃疡，表面覆盖有淡黄色假膜，周围黏膜呈现鲜红色。

2.咽眼结合膜热

（1）病因：主要由腺病毒引起。

（2）症状特点：以发热、咽炎、结膜炎为主要特征。发热可持续3~5天，体温多在38~39℃，甚至更高。咽炎表现为咽部充血，可见白色点、块状分泌物，周边无红晕，易剥离。眼部症状多为单侧或双侧滤泡性结膜炎，可伴有眼睑水肿、流泪、畏光等。

3.传染性单核细胞增多症

（1）病因：由EB病毒感染导致。

（2）症状特点：发热，体温常在38℃左右，可伴有寒战、头痛等。咽峡炎表现为咽痛、咽喉部充血、扁桃体肥大，有时可见白色渗出物，易误诊为链球菌性咽炎，传染性单核细胞增多症还常伴有颈部淋巴结肿人，多为双侧，可伴有肝、脾肿大，部分患儿还可能出现皮疹。

4.急性白血病

（1）病因：起源于造血细胞的恶性肿瘤，因白血病细胞增殖失控、分化障碍、凋亡受阻，大量蓄积于骨髓和其他造血组织，从而抑制正常造血。

（2）症状特点：常有发热，可低热，也可高热。口腔和咽部黏膜可出现坏死性溃疡、出血等，伴有明显咽痛，类似链球菌性咽炎。但急性白血病还会有面色苍白、皮肤瘀点瘀斑、鼻出血、牙龈出血等贫血和出血症状，肝、脾、淋巴结肿大也较为常见，还可能出现骨关节疼痛等其他系统症状。

5.川崎病

（1）病因：病因尚不明确，可能与感染、免疫、遗传等多种因素有关。

（2）症状特点：发热是川崎病的常见首发症状，体温常在39℃以上，持续5天以上，抗生素治疗无效。口腔黏膜表现为充血，唇红干裂、出血，有杨梅舌，咽部弥漫性充血，与链球菌性咽炎有相似之处，但川崎病还伴有双侧球结膜充血、手足硬性水肿、掌跖红斑、多形性红斑样皮疹、颈部淋巴结肿大等症状。

各类型慢性咽炎之间有何联系？

慢性咽炎主要包括慢性单纯性咽炎、慢性肥厚性咽炎、慢性萎缩性咽炎三种，它们在病因、病理、生理、症状表现以及疾病转归等方面存在一定联系，具体如下。

1.病因

（1）感染因素：可能由急性咽炎反复发作所致，如溶血性链球菌、葡萄球菌、肺炎链球菌等病原微生物反复感染咽部，炎症迁延不愈，分别引发不同类型的慢性咽炎。此外，鼻腔、鼻窦的慢性炎症，如鼻窦炎等，炎症分泌物流至咽部，长期刺激也可能导致不同类型的慢性咽炎。

（2）环境因素：长期处于粉尘、化学气体污染的环境，或生活地区气候寒冷、干燥等，均是各类型慢性咽炎的常见诱发因素，都会使咽部黏膜受到刺激，引发或加重炎症。

（3）生活习惯：有长期吸烟、饮酒史，喜食辛辣、过烫食物等不良生活习惯，都可能对咽部黏膜造成损伤，增加各类型慢性咽炎的发病风险。

（4）不同因素：慢性肥厚性咽炎与长期张口呼吸、过度用嗓等因素有关，这些情况会使咽部黏膜长期处于紧张状态，促使黏膜增厚、淋巴组织增生。而慢性萎缩性咽炎常与萎缩性鼻炎同时存在，这可能与内分泌紊乱、自主神经功能失调、维生素缺乏等因素有关。

2.病理、生理

（1）发展过程：慢性单纯性咽炎通常是慢性肥厚性咽炎的早期阶段，此时咽部黏膜层仅有慢性充血、黏液腺分泌功能亢进，黏膜下结缔组织及淋巴组织无明显增生，若病情持续发展，在炎症的反复刺激下，咽部黏膜及黏膜下组织会出现增生肥厚，淋巴滤泡也会显著增生，从而发展为慢性肥厚性咽炎。当慢性单纯性咽炎长期得不到有效治疗，炎症持续消耗，或因某些特殊原因导致咽部营养障碍等，咽部黏膜可能会逐渐萎缩变薄，腺样体分泌减少，进而发展为慢性萎缩性咽炎。

（2）组织变化关联：慢性单纯性咽炎患者咽部黏膜充血等改变，为后续的黏膜肥厚、萎缩等病理变化奠定了基础。慢性肥厚性咽炎中增生的淋巴组织，在慢性萎缩性咽炎阶段可能会因组织萎缩而逐渐减少，但同时可能伴有咽后壁黏膜下纤维组织增生等改变。

3.症状表现

（1）共有症状：各类型慢性咽炎都有咽部不适感，如咽部异物感、咽痒、口干、咽痛、干咳、咽部刺激感等，且在说话多、食用刺激性食物、天气变化时症状加重。

（2）特有症状：慢性单纯性咽炎症状相对较轻，主要以咽部的轻微不适、异物感等为主。慢性肥厚性咽炎因淋巴滤泡增生等原因，异物感通常会更加明显，还可能出现刺激性咳嗽，由于咽后壁常有较黏稠的分泌物刺激，患者晨起时可能会出现频繁的刺激性咳嗽，伴恶心。慢性萎缩性咽炎除了有异物感等症状外，由于咽黏膜萎缩，分泌物减少，患者常感觉咽部干燥，甚至会出现咽部隐痛，有时可咯出带臭味的痂皮。

4.疾病转归

（1）相互转化：如果慢性单纯性咽炎患者的致病因素持续存在，或病情没有得到及时有效的控制，炎症进一步发展，就可能转化为慢性肥厚性咽炎。同样，慢性肥厚性咽炎若长期不愈，在多种因素的作用下，也可能逐渐发展为慢性萎缩性咽炎。但如果在疾病过程中，患者能及时祛除病因，积极治疗，各类型的慢性咽炎也都有可能向好的方向转化，症状减轻甚至治愈。

（2）治疗原则：各类型慢性咽炎在治疗上都有一些共同的原则，如都需要祛除病因，包括戒烟、戒酒，改善工作和生活环境，积极治疗鼻腔、鼻窦疾病等。在药物治疗方面，都会使用一些含漱液来保持口腔、咽部的清洁，也可以使用一些中成药来缓解咽部症状。

慢性咽炎与慢性扁桃体炎的区别是什么？

慢性咽炎与慢性扁桃体炎都是常见的上呼吸道疾病，它们的区别主要体现在以下几个方面。

1.病因

（1）慢性咽炎：①局部因素：急性咽炎反复发作转化为慢性咽炎，鼻腔、鼻窦疾病导致鼻阻塞，长期张口呼吸及鼻涕后流，刺激咽部黏膜，或因慢性扁桃体炎、牙周炎等邻近器官的炎症蔓延至咽部。②全身因素：如贫血、消化不良、下呼吸道慢性炎症、心血管疾病、内分泌功能紊乱、自主神经功能失调、维生素缺乏及免疫功能紊乱等均可引发慢性咽炎。③环境因素：长期处于粉尘或有害气体污染的环境中，以及烟酒过度、喜食辛辣刺激性食物等不良生活习惯，都可能诱发慢性咽炎。

（2）慢性扁桃体炎：①感染因素：主要由急性扁桃体炎反复发作引起，乙型溶血性链球菌是主要的致病菌，其次为葡萄球菌、肺炎链球菌等。②免疫因素：当机体抵抗力下降时，细菌大量繁殖，隐藏在扁桃体隐窝内的细菌可引发炎症，且扁桃体内的淋巴细胞产生的免疫反应可导致局部组织损伤，促使慢性炎症形成。③其他因素：如自身变态反应、遗传因素等也可能与慢性扁桃体炎的发生有关，另外，鼻腔及鼻窦感染、口腔疾病等也可能波及扁桃体，引发慢性炎症。

2.症状

（1）慢性咽炎：①咽部异物感：患者常感觉咽部有异物，咽之不下，吐之不出。②咽干、咽痒：咽部黏膜干燥，常伴有瘙痒感，可引起刺激性咳嗽，有时咯出少量黏痰。③咽痛：一般疼痛不剧烈，多为隐痛，在吞咽时可能会稍有加重。④刺激性咳嗽：由于咽部黏膜受到刺激，患者常有刺激性咳嗽，多为干咳，晨起时可能会咯出少量黏痰，一般不伴有发热等全身症状。

（2）慢性扁桃体炎：①咽部疼痛：通常比慢性咽炎的咽痛症状更明显，尤其是在急性发作时，疼痛可放射至耳部。②扁桃体肥大：患者可自觉扁桃体肥大，有时会出现吞咽困难、呼吸不畅、睡眠打鼾等症状。③咽干、口臭：扁桃体隐窝内积聚的干酪样腐败物及厌氧菌的繁殖，可导致患者出现咽干、口臭等症状。④全身症状：部分患者可能出现乏力、低热、消化不良、头痛、关节酸痛等全身症状，这是细菌毒素被吸收后引起的变态反应。

3.检查

（1）慢性咽炎：检查时可见咽部黏膜慢性充血，咽后壁有较多颗粒状隆起的淋巴滤泡，可散在分布或融合成块，有时可见咽侧索肥厚。

（2）慢性扁桃体炎：可见扁桃体慢性充血，扁桃体表面凹凸不平，有瘢痕或黄白色点状物，挤压扁桃体时，隐窝口可见有黄白色干酪样腐败物溢出，下颌角淋巴结常肿大。

4.治疗

（1）慢性咽炎：①一般治疗：祛除病因，戒烟戒酒，改善工作和生活环境，积极治疗鼻腔、鼻窦疾病。②药物治疗：可用复方硼砂溶液、呋喃西林溶液等含漱，以保持口腔、咽部的清洁，还可含服碘喉片、薄荷喉片等缓解症状。③局部治疗：对于咽后壁淋巴滤泡增生明显的患者，可用激光、低温等离子等方法进行治疗。

（2）慢性扁桃体炎：①非手术治疗：使用增强免疫力的药物，如注射胎盘球蛋白、转移因子等，也可采用局部涂药、隐窝灌洗等方法，但效果有限。②手术治疗：对于反复急性发作或有并发症的慢性扁桃体炎患者，一般主张在急性炎症消退后2~3周行扁桃体切除术。

怎样鉴别慢性咽炎与咽部恶性肿瘤？

慢性咽炎与咽部恶性肿瘤可以从以下几个方面进行鉴别。

1.症状表现

（1）慢性咽炎：①咽部异物感：是最为常见的症状之一，患者常感觉咽部有异物，如痰黏感、梗阻感等，咽之不下，吐之不出，但不影响进食，一般在吞咽口水时感觉明显，吞咽食物时反而不明显。②咽痒、咽干：咽部常出现瘙痒感，随之可能会引发刺激性咳嗽，同时伴有干燥感，尤其在晨起或长时间不饮水时较为明显。③咽痛：通常疼痛程度较轻，多为间歇性的隐痛、刺痛或伴有灼热感，在过度用嗓、食用刺激性食物后可能会稍有加重，但一般不影响正常生活。④其他症状：可能会有干咳、咽部有痰等症状，痰液一般为白色黏液痰，量不多，通常无血丝。

（2）咽部恶性肿瘤：①咽部异物感与吞咽困难：早期可能仅有轻微的咽部异物感，随着肿瘤的生长，会逐渐出现吞咽困难，且呈进行性加重，从吞咽固体食物困难逐渐发展到吞咽液体食物也困难。②咽痛：疼痛往往较为剧烈，且持续时间较长，常为持续性的钝痛或刺痛，可放射至耳部，一般药物治疗难以缓解。③声音嘶哑：当肿瘤累及喉部或侵犯喉返神经时，会出现声音嘶哑的症状且逐渐加重。④痰中带血：患者可能会咯出带血的痰液，有时还可能出现鼻出血，这是由于肿瘤表面破溃、出血所致。⑤颈部肿块：很多咽部恶性肿瘤的患者就诊时都会以颈部肿块为首发症状，且肿块质地较硬，边界不清，活动度差，无明显压痛，且呈进行性增大。

2.发病特点

（1）慢性咽炎：常因急性咽炎反复发作、长期吸烟饮酒、粉尘或有害气体刺激、鼻腔及鼻窦疾病等引起，多见于成年人，尤其是教师、歌手、吸烟者等人群，病程较长，症状相对稳定，时轻时重，但一般不会进行性加重。

（2）咽部恶性肿瘤：发病与多种因素有关，如长期大量吸烟饮酒、人乳头瘤病毒（HPV）感染、环境中的致癌物质、遗传因素等，中老年人发病率相对较高，但近年来有年轻化的趋势，病情通常呈进行性发展，症状会逐渐加重。

3.检查

（1）体格检查：①慢性咽炎：口咽部检查可见咽部黏膜慢性充血，呈暗红色，咽后壁有散在或成簇的淋巴滤泡增生，呈颗粒状或片状，咽侧索可增粗。②咽部恶性肿瘤：视诊可能发现咽部有新生物，形态多样，如菜花样、溃疡型或结节型等，表面常不光滑，可有出血、糜烂等表现。触诊时，肿瘤质地较硬，边界不清，有时可触及颈部肿大的淋巴结。

（2）影像学检查：①慢性咽炎：一般不需要进行影像学检查，但在症状不典型或需要排除其他疾病时，可能会进行颈部超声、CT等检查，通常无明显异常发现，或仅显示咽部软组织轻度增厚。②咽部恶性肿瘤：CT、MRI等检查可帮助了解肿瘤的范围、大小、与周围组织的关系以及有无淋巴结转移等情况，PET-CT检查对于判断肿瘤的恶性程度及是否有远处转移有重要意义。

（3）病理检查：①慢性咽炎：病理表现为咽部黏膜及黏膜下组织的慢性炎症，可见淋巴细胞、浆细胞浸润，黏膜下结缔组织增生，淋巴滤泡形成等。②咽部恶性肿瘤：通过病理检查可明确肿瘤的类型，如鳞状细胞癌、淋巴瘤等，这是诊断咽部恶性肿瘤的金标准，通常需要在喉镜或手术下取组织进行病理切片检查。

怎样鉴别慢性咽炎与悬雍垂过长症？

慢性咽炎与悬雍垂过长症可以从以下几个方面进行鉴别。

1.病因

（1）慢性咽炎：主要由急性咽炎反复发作、鼻腔及鼻窦疾病的影响、长期烟酒过度、粉尘和有害气体刺激等局部因素，以及贫血、消化不良、内分泌紊乱等全身因素引起。

（2）悬雍垂过长症：常由鼻、咽、扁桃体的慢性炎症长期刺激，导致悬雍垂黏膜水肿、松弛，进而增长。此外，先天性悬雍垂发育异常、扁桃体切除术后瘢痕牵拉等也可能引发。

2.症状

（1）慢性咽炎：主要表现为咽部有各种不适感，如异物感、灼热感、干燥感、痒感、刺激感和轻微的疼痛等。由于咽后壁常有较黏稠的分泌物刺激，常在晨起时出现较频繁的刺激性咳嗽，严重时可引起恶心，但一般无明显的吞咽困难和睡眠呼吸异常。

（2）悬雍垂过长症：患者常感觉咽部有异物感，多在吞咽时明显，感觉有东西阻挡在咽部。部分患者因悬雍垂刺激软腭或舌根，出现恶心、呕吐等症状。在睡眠时，过长的悬雍垂可能会随呼吸摆动，导致气流受限，引起打鼾甚至睡眠呼吸暂停。

3.检查

（1）慢性咽炎：咽部检查可见咽部黏膜慢性充血，呈暗红色，咽后壁有散在或成簇的淋巴滤泡增生，呈颗粒状或片状，咽侧索也可增粗，有时可见咽黏膜干燥，甚至有黏膜萎缩变薄、发亮，咽后壁有干痂附着等表现。

（2）悬雍垂过长症：直接喉镜或间接喉镜检查可发现悬雍垂明显增长、松弛，末端可接近或接触到舌面或咽后壁，颜色多与周围黏膜一致，有时可见悬雍垂黏膜水肿。

4.治疗

（1）慢性咽炎：一般采用综合治疗，包括祛除病因，如戒烟、戒酒、改善工作和生活环境，积极治疗鼻腔和鼻窦疾病等；药物治疗常使用含漱液保持口腔、咽部清洁，含服喉片缓解症状；对于咽后壁淋巴滤泡增生明显的患者，还可采用激光、低温等离子等局部治疗方法。

（2）悬雍垂过长症：症状较轻者，可先进行保守治疗，如治疗鼻腔、咽部的慢性炎症，减少对悬雍垂的刺激；症状严重者，一般考虑手术治疗，常用的方法是悬雍垂部分切除术，切除过长的部分，以缓解症状。

如何鉴别咽痛？

咽痛是一种常见的症状，可能由多种原因引起，以下是一些鉴别咽痛的方法。

1.从病因角度鉴别

（1）感染性因素

①病毒感染：如流感病毒、EB病毒等引起的上呼吸道感染，除咽痛外，常伴有发热、鼻塞、流涕、咳嗽等症状，起病较急，一般具有自限性。

②细菌感染：常见的如A组乙型溶血性链球菌引起的急性扁桃体炎，咽痛往往较为剧烈，伴有高热、畏寒，扁桃体可出现红肿，表面有脓性分泌物。

③真菌感染：多见于免疫力低下人群，如念珠菌感染引起的咽炎，咽痛一般较轻，常伴有口腔黏膜白斑等表现。

（2）非感染性因素

①外伤：有明确的咽部异物史或外伤史，如鱼刺卡喉、烫伤等，受伤部位常有明显疼痛，吞咽时疼痛加剧，可能伴有出血。

②过敏：接触过敏原后，如花粉、尘螨等，可能引起咽部黏膜水肿、充血，导致咽痛，同时可能伴有鼻痒、眼痒、皮疹等其他过敏症状。

③肿瘤：咽部肿瘤如扁桃体癌、下咽癌等，早期可能仅表现为轻微咽痛，随着病情进展，疼痛会逐渐加重，可伴有吞咽困难、声音嘶哑、颈部

肿块等症状。

2.从疼痛特点角度鉴别

（1）疼痛程度

①轻度疼痛：如慢性咽炎引起的咽痛，通常为隐痛，一般不影响正常进食和生活。

②中度疼痛：像急性咽炎一样的咽痛，疼痛较为明显，吞咽时疼痛加重，但一般仍能忍受，对进食有一定影响。

③重度疼痛：如扁桃体周脓肿，咽痛剧烈，患者常难以忍受，可伴有发热、头痛等全身症状，严重影响进食和睡眠。

（2）疼痛性质

①刺痛：常见于咽部异物，如鱼刺、骨头等扎入咽部，疼痛往往比较剧烈，定位相对明确。

②胀痛：多因咽部黏膜充血、肿胀引起，如急性咽炎、扁桃体炎等，疼痛范围较广，伴有胀满感。

③烧灼痛：常出现在反流性食管炎引起的咽喉反流，患者感觉咽部有灼热感、疼痛感，与胃酸反流刺激有关，常伴有反酸、胃灼热等症状。

④间歇性疼痛：慢性咽炎的咽痛一般为间歇性，时轻时重，在过度用嗓、进食刺激性食物后加重。

⑤持续性疼痛：咽部恶性肿瘤引起的咽痛通常为持续性，且会逐渐加重，一般不会自行缓解。

3.从伴随症状角度鉴别

（1）伴有发热：多见于感染性疾病，如急性扁桃体炎、急性咽炎等，体温可高达38℃甚至更高，同时伴有畏寒、乏力等全身症状。

（2）伴有声音嘶哑：可能是喉部病变累及声带所致，如急性喉炎、声带小结等，也可能是咽部肿瘤侵犯喉返神经引起。

（3）伴有吞咽困难：除了考虑咽部本身的疾病，如扁桃体周脓肿、咽后壁脓肿等，还可能是食管疾病引起，如食管癌，患者吞咽困难常呈进行性加重。

（4）伴有颈部淋巴结肿大：常见于感染性疾病，如急性化脓性扁桃体炎，颈部淋巴结可出现肿大、压痛，也可见于咽部恶性肿瘤，此时淋巴结质地较硬，活动度差。

中医学如何看待咽炎？

咽炎在中医学范畴中被称为"喉痹""慢喉痹"等，下面从咽炎的病因、病机、辨证分型等方面来阐述。

1.病因

（1）外感因素：风、寒、暑、湿、燥、火之邪侵袭人体，尤其是风热和风寒之邪，若侵袭咽喉，可导致咽部气血凝滞，经络痹阻，从而引发咽炎。如风热之邪循经上犯咽喉，可使咽部红肿疼痛；若风寒之邪束表，内郁化热，也可熏蒸咽喉，出现咽部不适症状。

（2）内伤因素：饮食不节，过食辛辣、肥甘厚味等食物，可使脾胃运化失常，积热内生，内热循经上攻咽喉，导致咽炎。此外，情志不调，如长期焦虑、抑郁、恼怒等，可使肝气郁结，气郁化火，肝火上攻咽喉，或肝郁犯脾，脾失健运，痰湿内生，痰气互结于咽喉，也会引发咽炎。

（3）其他因素：过度用嗓、长期吸烟饮酒、环境干燥或粉尘污染等，也会对咽喉造成损伤，使咽部气血不畅，黏膜失养，从而引发咽炎。

2.病机

（1）主要病机：主要为脏腑功能失调，导致咽喉局部的气血凝滞、痰瘀互结、经络痹阻，咽喉失于濡养。咽喉为肺胃之门户，与五脏六腑关系密切，当肺、脾、肾等脏腑功能失常时，易引起咽部病变。

（2）虚实之分：实证多由外邪侵袭或痰湿、瘀血等阻滞咽喉所致，以咽部红肿疼痛、吞咽困难等为主要表现；虚证则多因脏腑虚损，阴液不足，虚火上炎，熏灼咽喉，或气血不足，咽喉失养，常见咽部干痒、微痛、异物感等症状，且病情缠绵，反复发作。

3.辨证分型

（1）肺肾阴虚型：咽部干痛，灼热，有异物感，咽痒干咳，痰少而黏，午后潮热，手足心热，腰膝酸软，舌红少苔，脉细数。

（2）脾胃虚弱型：咽部异物感，咽痒不适，稍有刺激即易恶心、咳嗽，口淡不渴，神疲乏力，腹胀便溏，舌淡胖，边有齿痕，苔薄白，脉细弱。

（3）痰凝血瘀型：咽部刺痛，异物感明显，咽后壁有颗粒状隆起或有暗红色血丝，或有黏痰附着，舌质暗红或有瘀斑，苔白腻或黄腻，脉弦滑或涩。

（4）肝经郁热型：咽部异物感，如梅核梗阻，咽痒咳嗽，胸胁胀满，善太息，烦躁易怒，口苦咽干，舌红，苔薄黄，脉弦数。

4.治疗原则

（1）内治法：针对不同的辨证分型，采用相应的治法。如肺肾阴虚型以滋阴降火、清利咽喉为主，常用知柏地黄丸、百合固金汤等方剂；脾胃虚弱型以健脾益气、升清利咽为法，可选用补中益气汤、参苓白术散等；痰凝血瘀型以活血化瘀、化痰散结为原则，用会厌逐瘀汤、二陈汤等加减；肝经郁热型以疏肝解郁、清热利咽为治则，常以丹栀逍遥散等方剂治疗。

（2）外治法：包括中药含漱、雾化吸入、针灸、穴位贴敷等。中药含漱常用金银花、菊花、桔梗、甘草等清热解毒、利咽消肿的药物煎水含漱；雾化吸入则将中药制成雾化剂，直接作用于咽部，起到清热利咽、消肿止痛的效果；针灸常选取廉泉、天突、人迎、合谷等穴位，根据病情采用补泻手法，以疏通经络，调和气血，利咽止痛；穴位贴敷可选用一些具有清热利咽、化痰散结作用的中药，如吴茱萸、细辛等，贴敷于涌泉、天突等穴位，通过经络传导，达到治疗目的。

慢性咽炎在中医学中如何分型？

慢性咽炎在中医学中通常分为以下几种常见证型。

1.肺肾阴虚型

（1）症状特点：咽部干痛，灼热感，异物感，咽痒干咳，痰少而黏，不易咯出，午后或劳累后症状加重，可伴有午后潮热，手足心热，腰膝酸软，头晕耳鸣，盗汗等症状，舌红少苔，脉细数。

（2）发病机制：肺肾阴液相互滋养，若肾阴亏虚，不能上滋肺阴，或肺阴不足，久则累及肾阴，都可导致肺肾阴虚。阴虚则虚火内生，上炎于咽喉，咽喉失于滋润，故而咽部出现各种不适症状。

2.脾胃虚弱型

（1）症状特点：咽部异物感，咽痒不适，稍有刺激即易恶心、咳嗽，口淡不渴，神疲乏力，腹胀，食欲不振，大便溏薄，舌淡胖，边有齿痕，苔薄白，脉细弱。

（2）发病机制：脾胃为后天之本，主运化水谷精微，若脾胃虚弱，运化失常，水谷精微不能上输于咽喉，咽喉失养，同时痰湿内生，上泛于咽喉，就会出现咽部不适症状。

3.痰凝血瘀型

（1）症状特点：咽部刺痛，异物感明显，咽后壁有颗粒状隆起或有暗红色血丝，或有黏痰附着，吞咽时疼痛感可能会加重，舌质暗红或有瘀斑，苔白腻或黄腻，脉弦滑或涩。

（2）发病机制：长期咽部疾病，导致气血运行不畅，瘀血阻滞，同时痰湿内生，痰瘀互结于咽喉，致使咽部气血凝滞，经络痹阻，从而出现咽部刺痛、异物感等症状。

4.肝经郁热型

（1）症状特点：咽部异物感，如梅核梗阻，咽痒咳嗽，胸胁胀满，善太息，烦躁易怒，口苦咽干，情志不畅时症状加重，舌红，苔薄黄，脉弦数。

（2）发病机制：情志不舒，肝气郁结，气郁化火，肝火上炎，循经上犯咽喉，导致咽部出现异物感等症状，同时，肝郁气滞还会影响气血的运行和津液的输布，加重咽部的不适。

5.肾阳不足型

（1）症状特点：咽部不适，干痒微痛，遇寒加重，吞咽不利，伴有形寒肢冷，腰膝冷痛，夜尿频多等症状，舌淡胖，苔白滑，脉沉细弱。

（2）发病机制：肾阳为人体阳气之根本，肾阳不足，命门火衰，虚寒内生，不能温煦咽喉，导致咽部虚寒，出现咽部等各种不适症状。同时，阳气虚衰，不能推动气血运行和津液代谢，也会加重咽部不适感。

中医学如何看待咽痛？

在中医学理论中，咽痛被视为一种常见的临床症状，与人体的经络、脏腑功能状态密切相关，下面简述中医学对咽痛的认识。

1.病因

（1）外感邪气

①风热外袭：风热之邪侵袭人体，首先犯肺，肺经与咽喉相连，风热循经上攻咽喉，导致咽喉气血壅滞，脉络痹阻，从而出现咽痛。

②风寒外束：风寒之邪侵袭肌表，若失于疏散，寒邪入里化热，热邪循经上蒸咽喉，也可引发咽痛。

（2）脏腑失调

①肺肾阴虚：肺肾阴液相互滋养，若肾阴亏虚，不能上滋肺阴，肺阴不足，虚火内生，虚火上炎灼烧咽喉，咽喉失于滋润，就会出现咽痛。

②脾胃热盛：饮食不节，过食辛辣、肥甘厚味等食物，导致脾胃积热，胃火循经上炎至咽喉，灼伤咽喉脉络，引起咽痛。

③肝气郁结：情志不舒，肝气郁结，气郁化火，肝火上炎，循经上犯咽喉，可致咽喉疼痛。

（3）用嗓过度：长期高声讲话、歌唱等，耗伤肺气，使咽喉失于肺气的濡养，可导致咽喉局部气血瘀滞，引发咽痛。

（4）环境因素：长期处于干燥、粉尘多或空气污染严重的环境中，燥邪或秽浊之气侵袭咽喉，使咽喉黏膜受损，也会出现咽痛症状。

2.病机

（1）实证咽痛：多因外邪侵袭或脏腑实热所致。①外邪侵袭咽喉，导致咽喉局部气血凝滞，脉络痹阻，不通则痛，表现为咽部红肿疼痛，疼痛较剧烈，伴有发热、恶寒等症状。②脏腑实热，如胃火、肝火等上炎咽喉，也会使咽喉气血壅滞，出现咽痛，常伴有口臭、便秘、烦躁等症状。

（2）虚证咽痛：主要是由于脏腑虚损，咽喉失于濡养，或虚火上炎所致。如肺肾阴虚，虚火上灼咽喉，咽部多表现为干痛、隐痛，时轻时重，伴有咽干口燥、手足心热等症状。

3.辨证分型

（1）风热犯咽型：起病较急，咽痛逐渐加重，吞咽时疼痛明显，咽部红肿，伴有发热、恶寒、头痛、咳嗽等症状，舌尖红，苔薄黄，脉浮数。

（2）肺胃热盛型：咽痛剧烈，吞咽困难，咽部红肿较甚，可伴有高热、口渴、口臭、大便干结、小便黄赤等症状，舌红，苔黄厚，脉洪数。

（3）肺肾阴虚型：咽部干痛，灼热，疼痛较轻，多在午后或劳累后加重，伴有干咳少痰、腰膝酸软、头晕耳鸣等症状，舌红少苔，脉细数。

（4）脾胃虚弱型：咽痛隐隐，时轻时重，劳累后加重，咽部稍肿或不肿，色淡红，伴有神疲乏力、腹胀便溏、食欲不振等症状，舌淡，苔薄白，脉细弱。

（5）痰瘀互结型：咽部刺痛或胀痛，异物感明显，咽后壁有颗粒状隆起或有暗红色血丝，或有黏痰附着，舌质暗红或有瘀斑，苔白腻或黄腻，脉弦滑或涩。

鼻后滴漏与慢性咽炎如何鉴别与治疗？

鼻后滴漏是慢性咽炎的常见诱因，二者常相互影响。

鼻后滴漏是鼻腔或鼻窦的分泌物（如黏液、炎性渗出物）无法正常从前鼻孔排出，而是向后倒流至咽喉部，刺激咽部黏膜，引发一系列症状。常的鼻部疾病有过敏性鼻炎、慢性鼻窦炎、鼻息肉、感冒等。

1. 鉴别

鼻后滴漏与慢性咽炎的症状相似，都有灼热感和疼痛，还伴有咽部异物感、干痒、咳嗽、清嗓动作频繁。

（1）鼻后滴漏：晨起明显，躺下时加重，伴鼻塞、流涕、打喷嚏等鼻部症状。可观察到黏液附着于咽后壁。

（2）慢性咽炎：症状持续，与环境刺激（如吸烟、空气污染）或胃食管反流相关。检查可见咽部黏膜充血、淋巴滤泡增生，但无鼻部症状。

2. 治疗

（1）鼻后滴漏：①控制鼻部疾病：对于过敏性鼻炎患者应用抗组胺药（如氯雷他定）、鼻用激素（如布地奈德）。对于鼻窦炎患者应用抗生素（如阿莫西林克拉维酸钾）、黏液促排剂（如桉柠蒎）。②物理治疗：用生理盐水冲洗鼻腔等。③纠正解剖结构异常（如鼻中隔偏曲手术）。

（2）慢性咽炎：①局部治疗：含漱液（如复方硼砂溶液）、咽喉喷雾（如西瓜霜）。②生活方式调整：戒烟、戒酒，避免辛辣食物，保持空气湿润。③治疗并发症（如胃食管反流）。

（3）综合干预：若鼻后滴漏是慢性咽炎的主因，需优先治疗鼻部问题，否则咽炎易复发。

治疗篇

- ◆ 如何治疗急性咽炎?
- ◆ 如何治疗急性鼻咽炎?
- ◆ 如何治疗儿童链球菌性咽炎?
- ◆ 儿童患急性咽炎时家长需注意什么?
- ◆ 如何治疗慢性鼻咽炎?
- ◆ ⋯⋯

如何治疗急性咽炎？

急性咽炎是由病毒或细菌感染引起的疾病，主要症状包括咽部疼痛、干燥、灼热感、红肿以及咽后壁有黏液或脓性分泌物等。以下是治疗急性咽炎的一些方法。

1.一般治疗

（1）喝温水：喝温水可以保持咽喉黏膜湿润状态，有助于缓解疼痛和不适感。

（2）调整饮食：患病期间饮食应以清淡为主，选择软食或易消化的食物，避免过热或过冷的食物，减少咽部被刺激的概率。同时，多吃富含维生素的蔬菜、水果及粗粮，避免食用辛辣、油腻及生冷的食物，以免加重咽部炎症。

（3）调整作息：保证充足的休息，避免熬夜和过度劳累，有助于缓解病情。同时，放松心情，避免过度焦虑和压力，也有助于病情的恢复。

（4）盐水漱口：盐水具有一定的杀菌消毒效果，能够减少细菌感染，主要用于改善急性咽炎患者的口腔卫生状况。将适量食盐加入温水中，搅拌均匀后进行漱口，每次漱口持续几分钟，每天数次。

2.药物治疗

（1）抗生素类药物：如果急性咽炎是由细菌感染引起，可能需要使用抗生素进行治疗，如头孢克肟颗粒、青霉素Ⅴ钾片、阿莫西林胶囊等。这些药物能够抑制细菌的生长，帮助控制感染，减轻炎症症状，但使用抗生素前应进行必要的检查，明确病原体种类，避免滥用抗生素。

（2）中成药：选择具有清热解毒、利咽止痛功效的中成药，如银黄颗粒、蓝芩口服液、穿心莲内酯滴丸等，适用于急性咽炎伴有发热、咽喉肿痛等症状。

（3）局部用药：如开喉剑喷雾剂、复方硼砂含漱液等，有利咽止痛作用。

3.雾化治疗

如果口服药物效果不明显，可以遵医嘱使用激素类药物或特定溶液进行雾化治疗。雾化治疗能够将药物直接作用于咽喉部位，改善局部症状，减轻炎症和疼痛。

4.手术治疗

对于极少数病情非常严重的急性咽炎患者，如导致呼吸、吞咽困难等症状，需及时就医，可能需要进行手术治疗，如气管切开术等。但这种情况较为罕见，大多数急性咽炎患者可以通过上述治疗方法得到缓解和治愈。

5.其他注意事项

（1）关注病情的发展情况，如症状持续不缓解或加重，应及时就医。

（2）避免剧烈运动和过度劳累，以免加重病情。

（3）适当增加维生素C的摄入，如进食新鲜水果蔬菜，有利于增强机体抵抗力，促进病情恢复。

总之，急性咽炎的治疗需要综合考虑患者的具体病情和身体状况，采取合适的治疗方法。在治疗过程中，既要注意药物治疗的效果，也需要配合自我护理，合理调整饮食和生活习惯，以提高免疫力，促进炎症的愈合。

如何治疗急性鼻咽炎？

急性鼻咽炎是鼻咽部黏膜以及淋巴组织被细菌或病毒感染所导致的急性炎症，其治疗方法主要包括以下几种。

1.一般治疗

（1）充分休息：患者应确保充足的休息时间，避免剧烈运动和过度劳累，以免加重呼吸困难和炎症症状。婴幼儿更应注重休息。

（2）调整饮食：选择清淡易消化的食物，如稀饭、蒸蛋等，避免辛辣刺激性食物，如辣椒、芥末等，以免刺激咽喉部黏膜，加重症状。同时，保持充足的水分摄入，有利于缓解症状并促进恢复。

（3）物理降温：对于发热的患者，可以采取物理降温措施，如使用冰袋、湿毛巾等敷在额头，帮助降低体温。

2.药物治疗

（1）抗生素：细菌感染是急性鼻咽炎的常见原因，因此抗生素是治疗的重要药物。常用的抗生素包括阿莫西林克拉维酸钾、头孢克肟、罗红霉素等，这些药物能够有效控制细菌的繁殖与扩散，从而改善病情。但需注意，应在医生指导下使用抗生素，避免滥用。

（2）抗病毒药物：对于病毒感染导致的急性鼻咽炎，可以选用抗病毒药物进行针对性处理，如利巴韦林颗粒、磷酸奥司他韦胶囊等。这些药物能够抑制多种RNA和DNA复制，从而干扰病毒合成代谢过程，发挥抗病毒效果。

（3）解热镇痛药：根据患者的体重给予相应剂量的解热镇痛药，如对乙酰氨基酚和布洛芬，按说明书指示安全服用。这类药物能够减轻发热、头痛等症状，提高患者的舒适度，但需注意不宜过量使用，以防肝肾损害。

（4）局部用药：患者可以使用麻黄碱或羟甲唑啉进行局部治疗，以促进鼻部分泌物的排出和鼻腔通气。咽部可以使用漱口药物，以减轻症状。

3.中医药治疗

中医师会根据患者的舌苔、脉象开具个体化方剂，常见的药物包括金银花、连翘等，这些药物具有清热解毒功效，可辅助调理体内湿邪积滞状态，从而缓解急性鼻咽炎的症状。

4.手术治疗

如果急性鼻咽炎反复发作，且腺样体肥大影响呼吸和吞咽功能，可以在炎症得到控制后考虑进行腺样体切除术。然而，对于腺样体较小且活动性较低的成人来说，手术相对较少见。

5.其他注意事项

（1）避免刺激：患者应尽量避免吸烟、饮酒和接触冷空气、粉尘等刺激性物质，以免加重炎症症状。

（2）保持室内空气流通：新鲜和流通的空气，有助于减轻症状并促进恢复。

（3）增强免疫力：平时应注意锻炼身体，增强免疫力，预防感冒和呼吸道感染等疾病的发生。

综上所述，急性鼻咽炎的治疗方法多种多样，包括一般治疗、药物治疗、中医药治疗、手术治疗等。患者应根据自身病情和身体状况，在医生指导下选择合适的治疗方法。同时，保持良好的生活习惯和饮食习惯，增强免疫力，有助于预防疾病的发生和复发。

如何治疗儿童链球菌性咽炎？

儿童链球菌性咽炎的治疗方法主要包括一般治疗、局部用药、全身用药以及其他辅助治疗措施。

1.一般治疗

（1）卧床休息：确保患儿有足够的休息时间，避免剧烈运动，以免加重病情。

（2）饮食调整：提供易消化、营养丰富的食物，如稀饭、面条、蔬菜汤等，避免辛辣、刺激性食物，以免刺激咽部，加重炎症。

（3）多喝水：鼓励患儿多喝水，有助于保持咽部湿润，缓解疼痛，同时促进体内毒素排出。

（4）隔离治疗：由于链球菌性咽炎具有一定的传染性，因此应对患儿进行隔离治疗，防止传染给他人。

2.局部用药

（1）漱口液：遵医嘱使用复方硼砂溶液或生理盐水漱口，有助于清洁咽部，减少细菌滋生。如果使用含有抗生素的溶液漱口或局部喷雾，效果更佳。

（2）涂擦药物：在发病初期，可以使用碘甘油、硝酸银涂擦咽壁，有助于炎症消退。

（3）热敷或理疗：对于颈部淋巴结肿胀疼痛者，可以使用热敷或理疗法进行消炎，缓解疼痛。

3.全身用药

（1）抗生素：青霉素治疗溶血性链球菌感染的患儿效果较好，可以根据病情采用肌内注射或静脉给药，注射剂量及使用时间视病情随时增减。对青霉素过敏或有抗药性的患儿，可以选用头孢类药物、阿奇霉素等其他类型的抗生素进行治疗。

（2）中成药：黄连注射液、牛黄解毒丸等中成药也具有一定的治疗效果，但需在医生指导下使用。

（3）解热镇痛剂：若患儿出现高热、咽痛及全身酸痛等剧烈不适症状时，可以适当使用解热镇痛剂，如对乙酰氨基酚或布洛芬等，以缓解患儿的不适。

4.其他辅助治疗措施

（1）补液治疗：对于症状较重，如高热、呕吐、腹泻等导致脱水的患儿，需要进行补液治疗，以维持体内水分和电解质平衡。

（2）物理降温：对于发热的患儿，可以采取物理降温措施，如使用冰袋、湿毛巾等敷在额头、颈部等部位，帮助患儿降低体温。

5.注意事项

（1）遵医嘱用药：家长应严格遵照医嘱给患儿用药，不可随意增减剂量或更换药物。

（2）密切观察病情变化：在治疗过程中，家长应密切观察患儿的病情变化，若出现高热不退、呕吐、呼吸困难等症状，及时就医处理。

（3）预防复发：链球菌性咽炎容易复发，因此家长应帮助患儿增强免疫力，预防感冒和呼吸道感染等疾病的发生。

综上所述，儿童链球菌性咽炎的治疗方法多种多样，家长应根据患儿的病情和身体状况，在医生指导下选择合适的治疗方法。同时，保持良好的生活习惯和饮食习惯，增强免疫力，有助于预防疾病的发生和复发。

儿童患急性咽炎时家长需注意什么？

当儿童患急性咽炎时，家长需要注意以下几个方面。

1.及时就医与合理用药

（1）及时就医：由于儿童机体免疫系统尚不健全，抵抗力较弱，患急性咽炎时病情可能比成人更加严重，临床表现也更加明显。因此，怀疑是急性咽炎时，应及时就医，切勿拖延。

（2）合理用药：在医生的指导下，按时给患儿服用抗生素、清热解毒药物等，切勿自行增减剂量或更换药物。同时，注意药物的副作用和不良反应，如有异常及时就医。

2.饮食与生活调理

（1）饮食调整：给患儿提供清淡、易消化、营养丰富的食物，如稀饭、面条、蔬菜汤等，避免辛辣、油腻、刺激性食物，以免刺激咽部，加重炎症。鼓励患儿多喝水，保持咽部湿润，有助于缓解疼痛。

（2）生活调理：保持室内空气清新、湿润，避免烟雾、灰尘等刺激性物质。让患儿保持安静，避免过度用嗓，如高声喊叫、哭闹等。保证患儿充足的睡眠，减少体力消耗，有助于身体恢复。

3.密切观察与预防并发症

（1）密切观察：家长应密切观察患儿的病情变化，如体温、咳嗽、呼吸等情况，若见高热不退、呼吸困难等症状，应及时就医处理。

（2）预防并发症：急性咽炎可能引发鼻、喉、气管、支气管、肺等并发感染。因此，家长需注意预防并发症的发生，如保持口腔卫生，饭后用温盐水漱口，减少细菌滋生。同时，避免接触其他患病儿童，以防交叉感染。

4.心理安抚与情绪管理

（1）心理安抚：患儿因咽部疼痛、不适等可能会产生焦虑、烦躁等情绪，家长应给予患儿充分的关爱和安抚，鼓励患儿积极配合治疗。

（2）情绪管理：家长自身也应保持冷静和乐观的心态，避免将焦虑情绪传递给患儿。通过陪伴、讲故事等方式，帮助患儿缓解紧张情绪。

综上所述，当儿童患急性咽炎时，家长需要及时就医、合理用药、调整饮食与生活习惯、密切观察病情变化并预防并发症的发生。同时，给予患儿充分的心理安抚和情绪管理。这些措施有助于患儿早日康复。

如何治疗慢性鼻咽炎？

慢性鼻咽炎的治疗方法主要包括一般治疗、局部用药、口服药物以及其他辅助治疗措施。

1.一般治疗

（1）改善生活习惯：患者在日常生活中要注意身体的保暖，避免被寒冷刺激从而加重病情。还需要多喝一些温水，有助于保持鼻咽部的湿润。改善生活环境，避免长时间处于空气污染的环境中，外出时要正确佩戴口罩，以减少粉尘、烟雾等对鼻咽部的刺激。

（2）调整饮食：饮食应以清淡为主，避免辛辣、刺激性的食物，如辣椒、芥末、咖喱等。多吃水果蔬菜，有助于补充维生素和增强免疫力。同时，要戒烟、戒酒，减少对鼻咽部的刺激。

（3）锻炼身体：加强身体锻炼，提高机体免疫力，有助于抵抗病菌的侵袭，减少慢性鼻咽炎的发作。

2.局部用药

（1）滴鼻剂：患者当遵从医嘱使用盐酸麻黄碱滴鼻液、盐酸萘甲唑啉滴鼻液、呋麻滴鼻液、复方薄荷油滴鼻剂等药物治疗，能够缓解慢性鼻咽炎引发的症状，帮助排出鼻腔内的分泌物，保持局部黏膜湿润。

（2）雾化吸入：应用庆大霉素、地塞米松、糜蛋白酶等药物进行雾化吸入，以达到局部消炎、缓解症状的作用。

3.口服药物

（1）抗生素：如果急性发作，出现高热、咽痛加剧等症状，可以在医生的指导下服用阿莫西林胶囊、罗红霉素、阿奇霉素胶囊等抗生素药物治疗，以控制感染，缓解症状。

（2）清热解毒类中成药：口服清热解毒类中成药，如金银花颗粒、清热解毒颗粒等，有助于清热解毒、利咽止痛。

（3）促纤毛运动药物：如桉柠蒎肠溶软胶囊等，以促进鼻咽部分泌物排出，缓解症状。

4.其他辅助治疗措施

（1）免疫调节剂：对于免疫力低下的患者，可以在医生的指导下使用免疫调节剂，如胸腺肽、匹多莫德、细菌溶解产物胶囊等，以增强免疫力，减少疾病的发作。

（2）局部物理治疗：如咽喉射频技术、超声雾化吸入等，有助于缓解炎症、减轻症状，但需要在医生的指导下进行，避免不当操作导致病情加重。

5.手术治疗

对于部分慢性鼻咽炎患者，如扁桃体过度肥大影响呼吸和吞咽功能，或者腺样体肥大导致鼻塞、流涕等症状严重时，可以考虑进行手术治疗，如扁桃体切除术、腺样体切除术等，但手术治疗需要谨慎选择，因为手术有一定的风险和并发症，需要在医生的指导下进行决策。

综上所述，慢性鼻咽炎的治疗方法多种多样，患者应根据自身病情和身体状况，在医生的指导下选择合适的治疗方法。同时，保持良好的生活习惯和饮食习惯，增强免疫力，有助于预防疾病的发生和复发。

如何治疗溃疡膜性咽峡炎？

溃疡膜性咽峡炎的治疗方法包括以下几种。

1.药物治疗

（1）清热解毒药物：使用金银花、连翘等具有清热解毒功效的药物。这些药物可以缓解咽部炎症反应，减轻疼痛和不适。

（2）含漱剂：如复方氯己定含漱液、康复新液等。含漱剂能够直接作用于患处，具有抗感染消炎的作用，有助于减轻炎症和疼痛。患者在餐后及睡前使用，效果更佳。

（3）口腔黏膜保护剂：如重组人表皮生长因子凝胶、曲安奈德口腔软膏等。这些药物能促进上皮细胞生长，形成保护层覆盖在受损的黏膜表面，从而缓解疼痛并促进愈合。

（4）免疫调节剂：如环孢素软胶囊、他克莫司软膏等。当患者的疾病由免疫异常引起时，免疫调节剂可以通过调整机体的免疫状态来改善症状。

（5）抗生素：如阿莫西林胶囊、头孢克肟分散片等。如果确诊为细菌性咽部溃疡，则需遵医嘱服用抗生素类药物进行抗感染治疗。抗生素能够抑制或杀死致病菌，控制感染，促进溃疡愈合。

（6）镇痛药物：如布洛芬缓释胶囊、对乙酰氨基酚片等。若溃疡引起的疼痛较为剧烈，可按医嘱口服非处方止痛药。镇痛药物能有效减轻溃疡带来的不适感，但不宜长期大量使用。

2.激光治疗

（1）原理：利用高能量激光束精确地破坏病变组织，促进愈合。

（2）注意事项：治疗前需签署知情同意书，并按医嘱进行局部麻醉。

3.一般治疗

（1）口腔护理：保持口腔清洁，定期用生理盐水漱口，避免硬物摩擦患处。良好的口腔卫生有助于减少细菌感染，促进愈合。

（2）饮食调整：避免食用辛辣刺激性食物，如辣椒、芥末等，以免加重局部炎症反应。建议增加水分摄入，有助于缓解咽喉干燥的症状。同时，服用清淡、易消化、营养丰富的食物。

（3）生活习惯：注意休息，避免过度劳累和精神紧张，以免加重咽部黏膜损伤。

4.其他治疗

（1）中药外敷：将适量的金银花、连翘、甘草等中药材加水煎煮后取汁液温敷于患处，每日1次。这些药材具有清热解毒、消肿止痛的功效，可辅助改善咽部黏膜溃疡的症状。

（2）外用药物：如蜂胶口腔膜、外用溃疡散、口腔溃疡散等，这些药物可以直接作用于患处，促进愈合。但具体使用方法和效果可能因药物品牌和患者病情而异，需在医生指导下使用。

综上所述，溃疡膜性咽峡炎的治疗方法多种多样，患者应根据自身病情和身体状况，在医生指导下选择合适的治疗方法。同时，保持良好的生活习惯和饮食习惯，增强免疫力，有助于预防疾病的发生和复发。

为什么过敏性咽炎不容易治愈？

过敏性咽炎难以治愈的原因是多方面的。首先，这是一种免疫系统异常反应，涉及复杂的免疫学机制，单纯依靠药物治疗难以从根本上纠正免疫功能紊乱。其次，过敏原普遍存在于我们的生活环境中，完全避免接触几乎不可能，特别是对于多种过敏原过敏的患者。再者，环境因素的持续影响，如空气污染、气候变化等，会不断刺激和加重症状。同时，过敏反应具有记忆性，即使经过治疗，再次接触过敏原后仍可能出现症状。此外，患者的依从性也是一个重要因素，很多人在症状改善后就中断治疗，导致病情反复，加上难以彻底改变的不良生活习惯，症状长期持续可能导致焦虑，反过来再加重症状，要改善这种状况，需要采取全面的治疗策略。如精准找出过敏原并尽可能避免接触，坚持规范用药，考虑进行脱敏治疗，调节免疫功能，改善生活环境，增强自身抵抗力等。患者需要建立长期防治意识，在专业医生指导下坚持治疗。

如何治疗咽囊炎？

治疗咽囊炎主要依赖于查找病因。如果是细菌感染引起的，可使用抗生素治疗，如青霉素类或头孢类药物；如果是病毒感染引起的，则以对症治疗为主，包括局部抗炎药物、温盐水漱口和充分休息。此外，还应避免吸烟、饮酒和食用辛辣食物，以减少对咽部的刺激，如果症状明显，或者有持续增大的异常结构，可能需要手术切除或进一步检查。

如何治疗腺样体肥大？

腺样体肥大是指腺样体因咽部感染或反复炎症刺激而发生病理性增生，常见于儿童。以下是腺样体肥大的主要治疗方法。

1.药物治疗

（1）抗生素：治疗由急性炎症（如细菌感染）引起的腺样体肥大，常用的抗生素有阿奇霉素干混悬剂、头孢克洛干混悬剂等，通过抑制细菌生长和繁殖，减轻炎症反应，从而缓解腺样体肥大的症状。

（2）激素类药物：对于腺样体肥大导致的周围组织炎症和肿胀，常用的激素类药物有糠酸莫米松喷鼻剂、布地奈德鼻喷剂等。激素类药物可以减轻腺样体的肿胀和炎症，缓解症状和不适。

2.手术治疗

（1）腺样体切除术：对于腺样体肥大且症状严重者，如持续鼻塞、睡眠打鼾、张口呼吸等，若保守治疗无效，可通过切除肥大的腺样体，改善呼吸道通畅性，缓解相关症状。手术需在全麻下进行，术后需注意护理和恢复。

（2）腺样体部分切除术：对于腺样体肥大程度较轻，但仍需手术治疗者，切除部分肥大的腺样体，保留部分正常组织。

3.一般治疗与调理

（1）生活习惯：注意休息，避免过度劳累，保持充足的睡眠，有助于提高免疫力，避免受凉，预防感冒等呼吸道疾病。

（2）饮食调理：保持饮食清淡，避免辛辣、油腻、刺激性食物。多吃新鲜蔬菜和水果，如豆芽、土豆、四季豆、番茄、胡萝卜、苹果、猕猴桃等。多喝水，有助于保持咽部湿润和稀释分泌物。

（3）辅助治疗：用生理盐水冲洗鼻腔，有助于稀释鼻腔分泌物，减轻鼻腔炎症，缓解腺样体的刺激。

4.注意事项

（1）及时就医：腺样体肥大症状严重或持续加重时，应及时就医治疗。

（2）选择合适的治疗方法：根据患者病情和身体状况选择合适的治疗方法。

（3）定期复查：手术治疗后需定期复查，以监测恢复情况。

（4）预防复发：加强锻炼、合理饮食、保持良好的生活习惯等有助于预防腺样体肥大的复发。

总之，腺样体肥大的治疗方法多种多样，患者应在医生指导下选择合适的治疗方法。同时，保持良好的生活习惯和饮食习惯，增强免疫力，有助于预防疾病的发生和复发。

手术治疗腺样体肥大有何禁忌证？

手术治疗腺样体肥大存在一些禁忌证，这些禁忌证主要是为了确保患者的安全和手术的顺利进行。以下是一些常见的腺样体手术禁忌证。

1.急性上呼吸道感染或炎症未控制

（1）患者在感冒发热期间、流感期间，或患有麻疹、水痘等时，不宜进行手术。

（2）腺样体有急性炎症没有控制住时，也不能进行手术。

2.贫血和凝血功能障碍

贫血和凝血功能障碍是扁桃体和腺样体手术的禁忌证，因为这种情况可能导致术后出血，堵塞呼吸道，引起严重并发症。

3.免疫系统疾病或免疫缺陷

（1）患者本身患有免疫系统疾病，或家族有免疫系统疾病时，手术应慎重考虑。

（2）患者或其家族成员有免疫缺陷时，手术风险增加，需权衡利弊。

4.服用特定药物

（1）患者在服用脊髓灰质炎疫苗时，不宜进行手术。

（2）近期较长时间使用过免疫抑制剂者，手术风险增加。

5.腭裂或相关异常

（1）做过腭裂修复术或本身有腭裂的患儿，腺样体切除后可能并发开放性鼻音，应慎重考虑手术。

（2）有明显腭咽缺陷的，如上颚隐蔽裂口、异常宽大的咽部等，也不宜进行手术。

6.年龄因素

（1）3岁以下儿童对失血耐受力差，一般不宜手术，除非病情严重且保守治疗无效。

（2）青春期的女孩在月经期间也不宜手术，以避免术中或术后出血。

7.其他全身性疾病

（1）心功能不全、肝功能异常等全身性疾病未得到控制时，不宜进行手术。

（2）全身有活动性的症状，如肺结核、风湿热等，在未控制时也不能手术。

总之，需要强调的是，这些禁忌证并非绝对，是否适合手术还需根据患者的具体病情和身体状况由医生进行综合评估。此外，患者在术前应进行全面的身体检查，以确保手术的安全性和有效性。在术后，患者也需按医嘱进行护理和恢复，以避免出现并发症。

如何治疗慢性咽炎？

慢性咽炎的治疗方法多种多样，患者应根据自身病情和身体状况，在医生指导下选择合适的治疗方法。以下是一些常见的治疗方法。

1.药物治疗

（1）局部用药：①含片：如西地碘含片、西瓜霜润喉片等，可起到消炎止痛的作用，缓解慢性咽炎导致的咽喉部位肿胀、疼痛等症状。②含漱液：如复方硼砂含漱液、呋喃西林溶液等，使用含漱液可清除口腔内的细菌，改善慢性咽炎引起的不适症状。③口服药物：如清喉利咽颗粒、咽炎片等，这些药物可起到清热解毒、清喉利咽的作用，对于慢性咽炎的治疗有一定的效果。

（2）全身用药：当病情较为严重时，患者可遵医嘱全身使用抗感染药物进行治疗，如头孢克肟胶囊、阿莫西林胶囊等，这些药物能够抑制细菌生长，减轻咽部炎症，促进恢复。

2.物理治疗

对于症状较重或者药物治疗效果不佳的患者，可以遵医嘱使用物理治疗，如激光治疗、低温等离子治疗、微波治疗等。这些物理疗法能够通过不同的机制，如激光的热效应、低温等离子的消融作用或微波的振荡效应等，减轻咽部炎症和充血，促进组织修复。但需要注意的是，激光治疗并不能根治慢性咽炎，且对于由特定病原体引起的咽部感染并不适用。

3.中医药治疗

中医学认为慢性咽炎与肺热、肝郁、脾胃虚弱等因素有关，因此可以使用中药、针灸、推拿等方法进行治疗。常用的中药有胖大海、金银花、麦冬等，这些药物具有清热利咽、润肺止咳的功效，对于慢性咽炎的治疗有一定的辅助作用。针灸和推拿则可以通过刺激相关穴位，调节身体的气血运行，从而达到治疗慢性咽炎的目的。

4.生活调理

慢性咽炎的治疗需要耐心和坚持，患者在治疗过程中还应注意调整生活方式和饮食习惯。以下是一些生活调理建议。

（1）保持良好的生活习惯：包括规律的作息时间、充足的睡眠、适当的运动等，以增强身体免疫力。

（2）避免刺激性食物和饮料：如辛辣食物、烟酒等，多喝水，保持咽部湿润。

（3）声音保护：慢性咽炎患者应避免过度使用声音，尽量减少大声喧哗、长时间说话等对喉部的刺激。可以通过说话时保持轻柔、放松的声音，避免过度用力，以及定期进行声音休息来缓解喉部压力。

（4）改善生活环境：保持室内空气清新，避免接触过多有害气体和烟雾等刺激性物质。

综上所述，慢性咽炎的治疗方法多种多样，患者应在医生指导下选择合适的治疗方法，并积极配合治疗。同时，保持良好的生活习惯和饮食习惯，增强免疫力，有助于预防疾病的发生和复发。

孕妇患慢性咽炎应如何治疗？

1.治疗原则

避免自行用药，尤其是抗生素、含激素或碘的含片（如西地碘含片）、成分复杂的中成药（可能含有孕妇禁忌成分）。

2.缓解方法

（1）日常护理：多喝温水，保持咽喉湿润，避免过烫和过凉的食物。可以用淡盐水漱口（温开水200ml、食盐2g，每日3~4次），空气加湿，避免干燥和二手烟刺激。

（2）缓解方法：①如果咽干、咽痛明显：含服少量蜂蜜（1~2勺）或饮用蜂蜜水（糖尿病患者慎用）。②如果咽痒、咳嗽明显：可以含服无糖梨膏糖或无刺激喉糖（少量）。

（3）饮食调整：忌辛辣、油炸、过甜食物，减少胃酸反流刺激。多吃清润食物（如梨、银耳、百合等）。

（4）何时就医：如果咽痛剧烈、持续发热、呼吸或吞咽困难，且症状持续超2周未缓解，需及时就诊，遵医嘱用药。

咽炎常用的局部疗法有哪些？

咽炎作为一种常见的咽喉部疾病，治疗方法多种多样，其中局部疗法因其直接作用于患处，常能迅速缓解症状，受到广泛应用。以下是咽炎常用的几种局部疗法，包括含漱法、含片疗法、咽部涂药法、吹药法、喷雾与熏气法、物理疗法、湿敷与热敷法以及气功及其他疗法。

（1）含漱法：含漱法是通过将药液含在口中，然后漱喉并吐出，以达到清洁口腔、消炎杀菌、缓解咽部不适的目的。常用的含漱液有复方硼砂溶液、呋喃西林溶液、生理盐水等。含漱时需注意将药液充分接触到咽部的各个部位，每次含漱时间不宜过长，以免刺激口腔黏膜。

（2）含片疗法：含片疗法是将具有消炎、止痛、润喉等功效的药物制成片剂，患者将其含于口中，通过口腔黏膜吸收药物，达到治疗咽炎的效果。常见的含片有西地碘含片、西瓜霜润喉片等。含片使用方便，携带方便，是咽炎患者常用的自我治疗方法之一。

（3）咽部涂药法：咽部涂药法是将药膏或药液直接涂抹在咽部黏膜上，以达到消炎、止痛、促进黏膜修复的目的。这种方法通常需要在医生指导下进行，因为涂抹药物时需要确保药物能够均匀覆盖在咽部黏膜上，避免刺激到会厌等敏感部位。

（4）吹药法：吹药法是通过吹管将药物粉末吹入咽部，使药物直接作用于患处。这种方法适用于咽部溃疡、扁桃体炎等病灶较小的患者。吹药前需确保吹管干净卫生，避免交叉感染。

（5）喷雾与熏气法：喷雾与熏气法是通过将药液雾化或加热产生蒸汽，让患者吸入，以达到消炎、止咳、化痰的效果。喷雾法通常使用医用喷雾器，将药液均匀地喷洒在咽部；熏气法则通过加热药液产生蒸汽，让患者吸入蒸汽。这两种方法都能有效缓解咽炎症状，但需注意避免过度使用，以免刺激呼吸道。

（6）物理疗法：物理疗法是利用物理因素（如光、热、电、磁等）对人体进行治疗的方法。在咽炎治疗中，常用的物理疗法有激光治疗、微波治疗等。这些疗法能够加速咽部血液循环，促进炎症消散，缓解疼痛。但物理疗法需在专业医生指导下进行，以确保安全有效。

（7）湿敷与热敷法：湿敷与热敷法是通过将药液浸湿的纱布或热毛巾敷在咽部，以达到消炎、止痛、促进局部血液循环的目的。湿敷通常使用具有清热解毒、消肿止痛功效的药液；热敷则通过加热湿毛巾，使咽部受热，缓解肌肉紧张，缓解疼痛。这两种方法操作简单，但需注意控制温度，避免烫伤皮肤。

（8）气功及其他疗法：气功及其他疗法包括气功调理、按摩、针灸等。

这些方法虽然不属于主流疗法，但在某些情况下对缓解咽炎症状有一定帮助。然而，这些疗法的疗效因人而异，且缺乏科学验证，因此在使用时需谨慎，避免盲目跟风。

总之，咽炎的局部疗法多种多样，患者应根据自身病情和身体状况，在医生指导下选择合适的治疗方法。同时，保持良好的生活习惯和饮食习惯，增强免疫力，有助于预防咽炎的发生和复发。

咽部涂药法有什么作用？

咽部涂药法是一种直接将药粉或药水涂抹在咽喉部的治疗方法，用途广泛，主要适用于多种咽部疾病，以下是咽部涂药法的具体用途。

（1）治疗急、慢性咽炎：咽部涂药法可以直接作用于咽部黏膜，减轻炎症、充血和水肿，缓解咽部疼痛、干燥和异物感等症状。对于慢性咽炎，咽部涂药法还可以促进咽部黏膜的修复和再生，改善咽部环境，减少复发。

（2）治疗萎缩性咽炎：萎缩性咽炎患者的咽部黏膜干燥、萎缩，咽部涂药法可以提供必要的湿润和营养，促进黏膜的再生和修复，缓解咽部干燥和不适感。

（3）治疗霉菌性咽炎：霉菌性咽炎是由霉菌感染引起的咽部炎症，咽部涂药法可以使用抗霉菌药物直接作用于患处，杀灭霉菌，减轻炎症和不适感。

（4）治疗咽部溃疡和黏膜损伤：咽部溃疡和黏膜损伤是咽部常见的疾病，咽部涂药法可以使用具有消炎、止痛、促进愈合的药物直接作用于患处，加速溃疡和损伤的愈合。

（5）咽部麻醉：在咽部手术或检查前，咽部涂药法还可以用于咽部麻醉，减轻患者的疼痛和不适感，提高检查的准确性，让手术顺利进行。

此外，咽部涂药法还适用于不会漱口的患者，不当的漱口动作会增加咽腔疼痛。然而，在使用咽部涂药法时，也有一些注意事项，如年老者、婴幼儿及偏瘫、失语者不宜应用本疗法，有反复呕吐、恶心等症状者也不宜使用。同时，在应用本疗法前，应先清洁口腔，用凉开水或淡盐水漱口，用药前15分钟或用药后1小时内不要饮水或进食，以免影响疗效。

总的来说，咽部涂药法是一种安全、有效的咽部疾病治疗方法，但需要在医生指导下进行，确保药物的选择和使用方法正确无误。涂药时让患者取坐位，张口，安静地用口呼吸，使舌部和腭部完全放松，左手持压舌板轻轻按住舌背，右手持涂药器沾上药液，涂于咽部黏膜上，每日2~3次，应注意涂药器上所沾的药液不可太多，以免滴入喉腔发生反射性痉挛，涂药器上的棉花必须缠紧，以免涂药时脱落掉入咽喉部。

咽部含漱疗法有什么作用？

咽部含漱疗法在治疗咽部疾病时发挥着重要作用，其主要作用包括以下几个方面。

（1）保持口腔及咽部清洁：通过含漱疗法，可以清洁口腔及咽部，减少口腔内的细菌和病毒数量，从而预防口腔感染和炎症的发生。这对于慢性咽炎、口腔溃疡、牙周炎等疾病的预防和治疗具有重要意义。

（2）稀释并促进分泌物排出：咽部含漱疗法还可以稀释稠厚的分泌物，并促进其排出，从而减轻咽部的不适感。这对于治疗咽部炎症、口腔溃疡等因分泌物积聚而引起的疾病具有明显的疗效。

（3）收敛及修复作用：部分含漱液具有收敛作用，可以促进破损的黏膜及溃疡愈合。对于口腔和咽部黏膜破损或溃疡的患者，使用含漱疗法可以帮助加速愈合，减轻疼痛和不适感。此外，一些含漱液还能刺激咽部黏膜，使腺体分泌增多，改善干涩症状。

（4）杀灭细菌及减轻炎症：具有氧化作用的含漱液，如某些含有过氧化氢或次氯酸钠的溶液，可以用于治疗厌氧菌感染所致的疾病。在口腔和咽部感染厌氧菌时，使用这些含漱液可以杀灭细菌，减轻炎症和感染症状。

（5）缓解疼痛及不适感：咽部含漱疗法还具有缓解疼痛及不适感的作

用。对于口腔、咽部疼痛和不适的患者，使用含漱疗法可以缓解症状，提高生活质量。

综上所述，咽部含漱疗法在治疗咽部疾病中具有多方面的作用，包括保持口腔及咽部清洁、稀释并促进分泌物排出、收敛及修复黏膜、杀灭细菌及减轻炎症以及缓解疼痛及不适感等。然而，在使用含漱疗法时，也需要根据患者的具体病情和身体状况，在医生指导下选择适合的含漱液，并注意正确的使用方法。

雾化吸入治疗咽炎有用吗？

雾化吸入治疗咽炎确实具有显著的作用。下面简述雾化吸入治疗咽炎的作用。

（1）快速缓解症状：雾化吸入治疗通过直接将药物转化为微小颗粒，并让患者通过呼吸将药物吸入咽部，从而快速缓解咽炎引起的疼痛、瘙痒、咳嗽等症状。这种治疗方法使得药物能够直接作用于病变部位，提高药物的局部浓度，从而增强疗效。

（2）促进炎症消退：雾化吸入治疗中的药物通常含有抗炎成分，这些成分能够减轻咽部的炎症反应，降低炎症细胞的活性，减少炎症介质的释放，从而促进炎症的消退。此外，药物中的其他成分如稀释痰液剂，还可以帮助患者排出痰液，保持呼吸道的通畅。

（3）改善呼吸道功能：咽炎患者常常会感到咽部干燥，干燥会加重炎症反应。雾化吸入治疗通过将湿润的药物颗粒输送到呼吸道，可以湿润呼吸道，减轻干燥感，从而改善呼吸道的功能。同时，雾化吸入治疗还可以增强咽部局部的免疫力，提高机体对病原体的抵抗力，有助于防止咽炎的复发。

（4）减少全身副作用：与口服药物和注射药物相比，雾化吸入治疗咽炎的全身副作用较小。因为药物主要集中在咽喉局部发挥作用，进入血液循环的量相对较少，所以减轻了药物对肝脏、肾脏等器官的负担。

（5）适用广泛：雾化吸入治疗适用于多种类型的咽炎，包括急性咽炎和慢性咽炎。对于急性咽炎，雾化吸入可以迅速减轻炎症症状，加快病情的恢复；对于慢性咽炎，则有助于改善咽部的不适症状，如咽干、咽痒、咽部异物感等。

（6）与其他治疗方法相结合：雾化吸入治疗还可以与其他治疗方法相结合，如口服药物、生活方式调整等，以提高咽炎的整体治疗效果。在治疗期间，患者应注意保持良好的生活习惯，如避免过度用嗓、戒烟戒酒、清淡饮食等，以促进病情的恢复和预防复发。

综上所述，雾化吸入治疗咽炎具有快速缓解症状、促进炎症消退、改善呼吸道功能、减少全身副作用、适用广泛以及可与其他治疗方法相结合等优点。然而，雾化吸入治疗也需要在医生的指导下进行，患者不能自行使用雾化器和药物。同时，在治疗期间，患者还应注意保持良好的生活和饮食习惯，以促进咽炎的康复。

常用的咽炎全身治疗方法有哪些？

咽炎作为一种常见的上呼吸道疾病，其治疗方法多样，不仅有局部治疗，还有全身治疗。通过全面调理身体状态，可以有效缓解咽炎症状，促进病情康复。以下是咽炎常用的全身治疗方法，包括一般疗法、控制感染、治疗全身疾病、补充维生素、中医药治疗、改善生活习惯以及增强免疫力等方面。

（1）一般疗法：这是咽炎治疗的基础，主要包括休息、合理饮食和充足的水分摄入。患者应注意保持充足的睡眠，避免过度劳累，以减轻咽部负担。同时，饮食宜清淡易消化，避免辛辣、刺激性食物，减少对咽部的刺激。多喝水有助于保持咽部湿润，缓解干燥症状。

（2）控制感染：对于因细菌或病毒感染引起的咽炎，控制感染是治疗的关键。医生会根据病情开具适当的抗生素或抗病毒药物，以杀灭病原体，减轻炎症反应。然而，抗生素的使用需谨慎，应在医生指导下进行，避免滥用抗生素导致耐药性问题。

（3）治疗全身疾病：咽炎有时可能是全身疾病的一种表现，如胃食管反流、风湿热等。因此，在治疗咽炎的同时，应积极治疗这些潜在疾病，以消除病因，促进咽炎的康复。

（4）补充维生素：维生素对维持咽部黏膜的健康至关重要。适当补充维生素有助于增强咽部黏膜的抵抗力，促进黏膜修复。患者可以通过多吃新鲜水果、蔬菜或服用维生素补充剂来获取这些营养物质。

（5）中医药治疗：中医药治疗咽炎具有独特的优势。通过辨证施治，运用清热解毒、利咽生津的中药方剂，可以有效缓解咽炎症状，促进病情恢复。此外，针灸、拔罐等中医理疗方法也有助于改善咽部血液循环，加速炎症消退。

（6）改善生活习惯：改善生活习惯是预防和治疗咽炎的重要措施。患者应戒烟限酒，减少烟酒对咽部的刺激。同时，保持室内空气流通，避免长时间处于封闭环境中，以减少细菌和病毒的滋生。此外，适当进行体育锻炼，增强体质，也有助于提高咽部抵抗力。

（7）增强免疫力：增强免疫力是预防咽炎复发的关键。患者可以通过合理饮食、充足睡眠、适度运动等方式来提高免疫力。同时，保持乐观的心态，减少精神压力，也有助于增强身体的整体抵抗力。

综上所述，咽炎的全身治疗方法多种多样，患者应根据自身病情和身体状况，在医生指导下选择合适的治疗方法。通过综合调理身体状态，可以有效缓解咽炎症状，提高生活质量。同时，保持良好的生活习惯和饮食习惯，增强免疫力，也是预防咽炎复发的重要措施。

慢性咽炎的自我疗法有哪些？

慢性咽炎是一种常见的咽喉疾病，其症状包括咽部不适、异物感、干燥、疼痛以及咳嗽等。虽然慢性咽炎需要医疗专业人员的诊断和治疗，但患者也可以通过一系列自我疗法来缓解症状，促进康复。以下是一些有效的慢性咽炎自我疗法，涵盖了饮食调理、口腔卫生、增强免疫力、适当体育锻炼、避免刺激因素、多喝水以及改善室内环境等方面。

（1）饮食调理：这是慢性咽炎自我疗法的重要组成部分。患者应避免食用辛辣、油腻、刺激性食物和饮料，如辣椒、油炸食品、咖啡和酒精等，以减少对咽部的刺激。还应增加清淡、易消化、富含维生素和矿物质食物的摄入，如新鲜水果、蔬菜、瘦肉和鱼类。此外，适量摄入蜂蜜、萝卜汁等具有润喉作用的食物，也有助于缓解咽炎症状。

（2）口腔卫生：保持良好的口腔卫生对于慢性咽炎患者至关重要。定期刷牙、使用牙线和漱口水可以减少口腔内的细菌数量，降低感染风险。同时，应避免过度使用含氟牙膏和漱口水，以免对咽部造成刺激。在刷牙时，轻柔地清洁舌头表面，以祛除舌苔和细菌，也有助于缓解咽炎症状。

（3）增强免疫力：这是预防慢性咽炎复发的关键。患者可以通过合理饮食、充足睡眠和适度运动来提高免疫力。此外，保持愉快的心情和减少精神压力也有助于增强身体的整体抵抗力。对于慢性咽炎患者，医生可能会建议补充维生素C、维生素E等抗氧化剂，以增强免疫力，促进咽炎恢复。

（4）适当体育锻炼：可以增强心肺功能，提高身体素质，有助于慢性咽炎的康复。患者可以选择散步、慢跑、瑜伽等运动方式，避免剧烈运动对咽部造成不必要的负担。在运动时，要注意保持呼吸顺畅，避免吸入冷空气和污染物。

（5）避免刺激因素：这是慢性咽炎自我疗法的重要一环。患者应尽量避免接触烟雾、粉尘、有害气体等刺激性物质，以减少对咽部的刺激。同时要远离过敏原，如花粉、尘螨等，以减少过敏反应引起的咽炎症状。

（6）多喝水：有助于保持咽部湿润，缓解干燥症状。患者每天应喝够足够的水，避免口干舌燥。在喝水时，可以选择温开水或淡盐水，有助于清洁咽部，促进炎症消退。

（7）改善室内环境：这是慢性咽炎自我疗法的一部分。患者应保持室内空气流通，定期开窗通风，以减少细菌和病毒的滋生。同时，可以使用加湿器或放置植物来增加室内湿度，保持咽部湿润。此外，避免在室内吸烟和使用刺激性化学物品，以减少对咽部的刺激。

综上所述，慢性咽炎的自我疗法涵盖了多个方面，包括饮食调理、口腔卫生、增强免疫力、适当体育锻炼、避免刺激因素、多喝水以及改善室内环境等。患者应根据自身情况，选择合适的自我疗法，通过坚持自我疗法，患者可以有效缓解慢性咽炎症状，提高生活质量。

慢性肥厚性咽炎如何治疗？

治疗慢性肥厚性咽炎主要包括一般治疗、药物治疗、物理治疗以及手术治疗等方法。

1.一般治疗

（1）改善生活习惯：患者需保持口腔及咽部的清洁，养成良好的卫生习惯，应戒烟、戒酒，减少对咽喉的不良刺激。同时应注意清淡饮食，避免进食辛辣、刺激性食物，比如辣椒、大蒜等，多喝水，多吃新鲜水果和蔬菜，以免刺激咽喉部黏膜，加重病情。

（2）增强免疫力：进行适当体育锻炼，提高自身整体免疫力。

（3）改善工作环境：尽量减少有害气体和粉尘对咽部的刺激。

2.药物治疗

（1）局部用药：患者可以在医生指导下使用复方硼砂溶液、呋喃西林溶液、复方氯己定溶液进行含漱，以达到清洁和缓解症状的目的。也可以含服各种咽喉含片，如碘喉片、西瓜霜含片、健民咽喉片、银黄含片等，有助于减轻局部症状。还可以口服中成药，以清咽利喉，如金果饮咽喉片、金嗓利咽丸等，有助于控制病情。

（2）抗生素：如果咽部存在细菌感染，可以使用抗生素进行治疗，如头孢克洛等，以防止咽部、肺部、消化道感染。但需注意，抗生素应在医生指导下使用，避免滥用。

3.物理治疗

（1）微波理疗：采用微波治疗仪直接治疗增生的淋巴滤泡，治疗后咽喉部会有一些疼痛不适。一般2个疗程后多数慢性肥厚性咽炎患者症状可明显缓解。

（2）超声雾化：用超声雾化器把雾化液喷到咽喉，可以缓解症状，但容易复发，治疗慢性肥厚性咽炎2个疗程后痊愈率较低。

（3）冷冻治疗：采取冷冻的方式使淋巴滤泡凝固，然后脱落，治疗效果较好，但治疗过程中可能会有疼痛。

（4）激光治疗：使用激光烧灼咽后壁淋巴滤泡，具有操作简单、痛苦少、无出血和疗效好的优点。

（5）射频治疗：通过射频疗法处理增生的淋巴滤泡，同样具有操作简单、疗效好的特点。

4.手术治疗

对于病情严重或上述治疗方法效果不佳的患者，可以考虑手术治疗。常见的手术方式包括低温等离子射频消融术等。这种手术方法具有创伤小、恢复快、疗效确切等优点，但需要在正规医院进行，并由专业医生操作。

综上所述，慢性肥厚性咽炎的治疗方法多种多样，患者应根据自身病情和身体状况，在医生指导下选择合适的治疗方法。同时，保持良好的生活习惯和饮食习惯，增强免疫力，也是预防和治疗慢性肥厚性咽炎的重要措施。

慢性萎缩性咽炎如何治疗？

慢性萎缩性咽炎的治疗方法主要包括以下几种。

1.一般治疗

（1）改善生活习惯：保持规律的作息，避免长时间熬夜，确保充足的睡眠。同时，注意清淡饮食，避免进食辛辣、油腻、刺激性食物，以减少对咽部的刺激。可以适量食用富含营养且易于消化的食物，如小米粥、瘦肉粥等。

（2）保持口腔卫生：定期刷牙，使用牙线和漱口水，以减少口腔内的细菌数量，降低感染风险。同时，避免过度使用含氟牙膏和漱口水，以免对咽部造成刺激。

2.药物治疗

（1）局部用药：①超声雾化吸入：通过将药物转化为雾状，直接作用于咽部黏膜，可有效缓解咽喉干燥、疼痛等症状。②局部涂抹碘甘油：将药液涂抹于咽后壁黏膜上，注意所蘸药液不宜太多、太湿，以免药液滴入喉部，激起咳嗽。③含片与漱口液：如西地碘含片、草珊瑚含片、复方氯己定含漱液等，可以清洁口腔，并起到一定的杀菌消炎作用，有助于缓解因萎缩性咽炎引起的咽喉疼痛、干燥等不适症状。

（2）口服药物：①补充维生素：如维生素A、维生素B以及维生素C等，可促进黏膜上皮生长，有助于咽腔功能恢复。②促进腺体分泌药物：如碘化钾等，可以促进腺体分泌并改善局部血液循环，有助于缓解干燥症状。③黏液促排剂：如标准桃金娘油肠溶胶囊、桉柠蒎肠溶软胶囊等，可以促进咽喉部分泌物排出，减轻炎症刺激。④其他药物：如氨溴索等，可促进咽部黏膜纤毛运动，有助于咽腔功能的恢复；饭前服用茴三硫片，可以促进唾液腺分泌，达到保护腺体、改善咽干的目的。

3.物理治疗

（1）紫外线、红外线照射：通过局部照射的方式，有助于促进炎症消退，改善咽部症状。

（2）微波治疗：利用微波的热效应和生物效应，促进咽部血液循环，加速炎症消退。

4.手术治疗

对于病情严重或经上述治疗方法效果不佳者，可以考虑手术治疗。常见的手术方式包括扁桃体切除术、腺样体切除术等，以缓解咽部症状。但需注意，手术治疗需在正规医院进行，并由专业医生操作。

5.生活调理

在治疗期间，患者还应保持良好的生活习惯和饮食习惯，避免烟酒刺激，减少长时间用嗓等。同时，保持室内空气流通，定期开窗通风，以减少细菌和病毒的滋生。

综上所述，慢性萎缩性咽炎的治疗方法多种多样，患者应根据自身病情和身体状况，在医生指导下选择合适的治疗方法。同时，保持良好的生活习惯和饮食习惯，增强免疫力，也是预防和治疗慢性萎缩性咽炎的重要措施。

围绝经期女性慢性咽炎如何治疗？

治疗围绝经期女性慢性咽炎需要综合考虑患者围绝经期的生理变化和慢性咽炎的具体症状。以下是一些有效的治疗方法。

1.一般治疗

（1）饮食调理：饮食上应避免进食辛辣、刺激的食物，如烧烤、火锅等，以免刺激咽喉部黏膜，加重病情。可以多摄入清淡、易消化的食物，如小米粥、牛奶等。多摄入新鲜的蔬菜、水果，如番茄、芹菜、苹果等，这些有助于保持咽喉部黏膜的健康状态。

（2）保持口腔卫生：勤刷牙、漱口，定期清洁牙齿和舌面，减少细菌滋生。避免使用刺激性强的牙膏和漱口水。

（3）改善生活习惯：戒烟限酒，减少对咽喉部的刺激。保持充足的睡眠，避免过度劳累。适当运动，增强身体免疫力。

2.药物治疗

（1）局部用药：可以使用复方硼砂含漱液等药物进行含漱，清洁口腔，消毒咽部。或含服西地碘含片、桂林西瓜霜含片等药物，缓解咽喉部肿胀和疼痛。

（2）口服药物：如有细菌感染，可在医生指导下使用抗生素进行治疗。使用一些中成药或中药汤剂进行辅助治疗，如咽炎片、清喉利咽颗粒等，这些药物有助于调和气血、缓解咽部症状。

（3）激素替代疗法：对于雌激素水平下降明显的患者，可以在医生指导下使用雌激素替代疗法，以缓解患者围绝经期症状及咽炎症状。但需注意，激素替代疗法需在医生指导下进行，避免自行使用。

3.物理治疗

（1）激光治疗：使用激光烧灼肥厚的淋巴滤泡，以减轻咽喉部黏膜肿胀的情况。

（2）低温等离子治疗：使用低温等离子射频的能量，在较低温度下切除病变组织，有助于减轻患者痛苦并缩短康复时间。

4.心理治疗

围绝经期女性常因卵巢功能减退、雌激素水平下降而出现情绪波动和焦虑等心理问题。这些心理问题可能加重慢性咽炎的症状。因此，进行心理治疗，如认知行为疗法、松弛训练等，有助于减轻患者的焦虑情绪，缓解慢性咽炎症状。

5.注意事项

（1）避免刺激因素：避免接触烟雾、粉尘等刺激性物质，减少对咽部的刺激。

（2）多喝水：保持咽部湿润，有助于缓解干燥症状。

（3）改善室内环境：保持室内空气流通，避免长时间处于封闭环境中。

（4）定期复查：定期进行喉镜检查，监测病情变化。

综上所述，治疗围绝经期女性慢性咽炎需要综合考虑患者的具体情况，采用多种方法相结合的方式进行综合治疗。同时，患者应保持良好的生活习惯和饮食习惯，增强免疫力，以预防疾病的发生和复发。如有需要，请及时就医并遵医嘱进行治疗。

慢性咽炎合并胃食管反流病如何治疗？

慢性咽炎与胃食管反流病常常相互影响，胃酸反流至咽喉部位会加重咽部炎症。因此，治疗慢性咽炎合并胃食管反流需要综合考虑，应结合生活方式调整和药物治疗。

1.生活方式调整

（1）饮食习惯：需调整饮食结构，避免摄入可能引发胃酸反流的食物和饮料，如辛辣食物、柑橘类水果、番茄、咖啡因、浓茶和高热量食物等，增加高蛋白、高纤维、低脂肪饮食摄入比例，改变饮食习惯，建议少食多餐，避免饱餐，避免在睡前进食，避免餐后立即卧床。

（2）体重管理：保持健康体重可以减少腹部对胃部的压力，从而降低胃酸反流的风险。

（3）睡眠调整：睡觉时将床头抬高15~20cm，有助于防止胃酸在夜间反流至食管。

（4）戒烟限酒：吸烟和饮酒会削弱食管下括约肌的功能，增加胃酸反流的可能性，因此应戒烟限酒。

2.药物治疗

（1）质子泵抑制剂：如奥美拉唑、雷贝拉唑等药物，可有效抑制胃酸分泌，促进食管和咽喉部位的黏膜修复。这些药物通常是治疗胃食管反流病的首选。

（2）促胃动力药：如莫沙必利，可促进胃排空，减少胃内容物反流的概率。研究表明，莫沙必利联合雷贝拉唑治疗反流性咽喉炎具有较好的疗效，疗程一般8~12周。

（3）另外，对于伴有焦虑或抑郁症状的患者，可以同时口服精神类药物对症治疗。

3.手术治疗

（1）手术适应证：①内科保守治疗无效者。②患者无法遵医嘱长期服药。③合并其他消化道疾病，如消化道出血、消化道黏膜反复糜烂致局部食管狭窄且经内镜扩张疗效不佳者、肺炎反复发作甚至诱发哮喘者、巴雷特食管等，巴雷特食管为一种癌前病变，若出现重度异型增生或癌变，应考虑手术治疗。

（2）胃底折叠术：通过将胃的顶部缠绕在食管下括约肌周围，以增强括约肌功能，防止胃酸反流。需要注意的是，手术治疗通常仅在其他治疗方法无效时考虑。

治疗咽喉疾病的常用药物有哪些?

治疗咽喉疾病的常用药物主要有含漱液、含片、液体喷雾剂和中成药等。

1.复方硼砂溶液

（1）主要成分：硼砂、碳酸氢钠、甘油等。

（2）用途：消毒、防腐、抗感染及消炎。

（3）用法：每日含漱数次。

2.复方氯己定含漱液

（1）主要成分：葡萄糖酸氯己定、甲硝唑等。

（2）用途：牙龈出血、牙周肿痛或溢脓、口臭及口腔溃疡。

（3）用法：每次含漱15ml，5~10天为1个疗程。

3.碘甘油

（1）主要成分：碘。

（2）用途：慢性咽炎、萎缩性咽喉炎。

（3）用法：每日涂咽数次。

4.复方草珊瑚含片

（1）主要成分：肿节风浸膏、薄荷脑、薄荷素油。

（2）用途：急性咽喉炎、扁桃体炎。

（3）用法：每次含服1~2片，每日数次。

5.西瓜霜含片

（1）主要成分：西瓜霜、冰片、薄荷脑等。

（2）用途：急慢性咽喉炎、扁桃体炎。

（3）用法：每次含服1~2片，每日数次。

6.复方地喹氯铵喷雾剂

（1）主要成分：地喹氯铵10mg，甘草浸膏125mg。

（2）用途：急慢性咽炎、喉炎、扁桃体炎、咽异感症。

（3）用法：喷咽部，每4~6小时用1次。

7.开喉剑喷雾剂

（1）主要成分：八爪金龙、山豆根等。

（2）用途：急慢性咽喉炎、扁桃体炎。

（3）用法：每天喷咽部3~4次。

8.咽速康气雾剂

（1）主要成分：人工牛黄、珍珠、雄黄、蟾酥、冰片、人工麝香。

（2）用途：急性咽喉炎、急性扁桃体炎、慢性咽炎急性发作。

（3）用法：喷咽部，每天3次，7天为1个疗程。孕妇禁用，儿童慎用，口腔溃疡和咽部黏膜破损者禁用。

9.牛黄解毒片

（1）主要成分：人工牛黄、雄黄、石膏、大黄、黄芩等。

（2）用途：急慢性咽炎、扁桃体炎、黏膜溃疡等。

（3）用法：每次口服1片，每天2~3次。

10.六神丸

（1）主要成分：人工牛黄、人工麝香、蟾酥、雄黄、冰片、珍珠。

（2）用途：具有清热解毒、消肿止痛等功效。

（3）用法：每次口服10粒，每天2~3次，亦可外用。

11.一清胶囊

（1）主要成分：大黄、黄芩等。

（2）用途：咽炎、扁桃体炎。

（3）用法：每次口服2粒，每日3次。

12.复方双花口服液

（1）主要成分：金银花、穿心莲、连翘等。

（2）用途：急慢性扁桃体炎、急性咽炎等。

（3）用法：口服，3天为1个疗程。成人每次20ml，每天4次；3岁以下儿童每次10ml，每天3次；3至7岁儿童每次10ml，每日4次；7岁以上儿童每次20ml，每天3次。忌食油腻，脾胃虚寒者慎用。

13.金嗓散结丸

（1）主要成分：桃仁、红花、浙贝母、炒鸡内金、金银花、蒲公英、麦冬、木蝴蝶等。

（2）用途：声带小结、声带息肉。

（3）用法：口服，每次60~120粒，每天2次，孕妇慎用。

14.金嗓利咽丸

（1）主要成分：法半夏、胆南星、茯苓、厚朴、木蝴蝶、蝉蜕等。

（2）用途：慢性咽炎。

（3）用法：口服，每次60~120粒，每天2次。

15.黄氏响声丸

（1）主要成分：薄荷、浙贝母、连翘、蝉蜕、胖大海、酒大黄、川芎、儿茶、桔梗、诃子肉、甘草、薄荷脑。

（2）用途：风热外束，痰热内盛，症见声音嘶哑、咽喉肿痛。急慢性喉炎及声带小结、声带息肉初起见上述症状者。

（3）用法：口服，每次20粒，每天3次，饭后服用。儿童用量减半。

16.鼻咽清毒剂

（1）主要成分：野菊花、苍耳子、重楼、两面针、夏枯草、龙胆、党参等。

（2）用途：鼻咽慢性炎症、鼻咽癌放疗后。

（3）用法：口服，每次20g，每天2次，30天为1个疗程。

17.雾化吸入溶液

（1）主要成分：地塞米松5mg、克林霉素300mg。

（2）用途：急性咽喉炎。

（3）用法：雾化吸入，每日1次。

含片有什么作用？

含片是一种含于口腔中缓慢溶化，产生局部或全身作用的片剂，它在治疗咽部疾病中起着重要作用。

1.局部治疗作用

（1）清咽利喉：含片能够直接作用于口腔及咽喉部黏膜，通过消炎、杀菌、收敛等作用，缓解咽部疼痛、干燥、异物感等不适症状。

（2）化痰止痛：部分含片具有化痰作用，能够稀释并促进痰液排出，缓解因痰液积聚引起的咳嗽和不适感。同时，含片中的药物成分也能起到止痛作用，减轻咽部疼痛感。

（3）缓解声嘶和咽部灼热感：含片能够减轻声带充血和水肿，缓解声音嘶哑的症状。同时，它还能缓解咽部灼热感，使患者感到更加舒适。

（4）治疗口臭、牙龈肿痛和口腔溃疡：含片中的药物成分能够抑制口腔内的细菌生长，减少口臭的发生。此外，它还能缓解牙龈肿痛和口腔溃疡等口腔疾病症状，促进口腔黏膜的修复。

2.全身治疗作用

虽然含片主要起局部治疗作用，但含片中的有效成分也能通过口腔黏膜被吸收进入血液，发挥全身治疗作用。如一些含有抗生素或抗病毒成分的含片，能够杀灭或抑制体内的病原体，从而加速疾病的康复。

3.其他作用

（1）提供清凉感：由于含片中通常含有冰片、薄荷等成分，患者在使用后会感到口腔和咽喉部十分清凉，有助于缓解咽部不适。

（2）辅助治疗：含片还可以作为其他治疗方法的辅助治疗手段，如与口服药物、物理治疗等联合使用，能更有效地缓解咽炎等疾病的症状。

4.使用注意事项

（1）选择适合的含片：患者在选择含片时，应根据自己的病情和身体状况选择适合的含片。避免盲目跟风或使用不适合自己病情的含片。

（2）正确使用含片：含片应含于口腔中缓慢溶化，不可咀嚼或吞服。在药物溶化后半小时内不宜进食或喝水，以免影响药效。

（3）注意药物不良反应：部分患者在使用含片后可能会出现口干、味觉异常、恶心、便秘等不良反应。如出现这些症状，应立即停止使用并咨询医生。

（4）特殊人群慎用：对药物成分过敏的患者、孕妇、哺乳期妇女以及儿童等特殊人群应慎用含片，需在医生指导下使用。

综上所述，含片在治疗咽部疾病中起着重要作用，能够缓解咽部不适，促进疾病康复。但患者在使用时也需注意选择适合的含片、正确使用并注意药物不良反应和特殊人群的慎用事项。

常用的润喉片有哪些？

润喉片是治疗咽炎最常用的药物之一。不少人咽喉稍有不适，就自行含服润喉片，这种做法是不妥当的。不同润喉片的作用是不一样的，应对症选用。

（1）西瓜霜润喉片：西瓜霜具有清热、解暑、生津、润喉等功能，西瓜霜润喉片不仅具有消炎止痛效果，还能生津润喉，对咽部干燥肿痛且伴有声音嘶哑的咽喉疾患疗效较好。

（2）西地碘含片：西地碘含片中含有碘，碘具有超强的杀菌抗感染作用，可迅速杀灭口腔、咽喉部位各种致病微生物，包括细菌繁殖体、真菌、芽孢、病毒等。独特的口含消炎方式直接作用于病变感染部位，清凉薄荷滋润咽喉，可有效治疗咽喉疾病。

（3）银黄含片：主要成分有金银花提取物、黄芩提取物，为浅棕色椭圆形片，味微甜，经动物实验研究表明，本品对常见的阳性球菌具有抑制作用。另外还具有抗炎效果，具有清热、解毒、消炎功效，治疗急性扁桃体炎、急性咽炎所致的咽喉肿痛效果很好。

（4）四季润喉片：又名薄荷桉油含片。主要成分是薄荷油、桉油和薄荷脑，为淡黄色或橘黄色片，有薄荷油、桉油的特异味道，能缓解急慢性咽炎及扁桃体炎症状。

（5）草珊瑚含片：主要成分为肿节风浸膏、薄荷脑、薄荷素油，为粉红色至棕红色的片或薄膜衣片，气香、味甜、清凉，具有疏风清热、消肿止痛、清利咽喉的功效，适用于外感风热所致的咽喉肿痛、声哑失音，或急性咽喉炎属风热证者。

如何正确服用润喉片？

润喉片多是口含片，而不是口服片，也不是咀嚼片，使用含片的主要目的是使其在局部产生持久的药效。因此应将含片夹在舌底、龈颊沟或近患处，待含片自然溶化分解。若把含片当口服药吞入，或匆忙嚼烂，则必然失去其局部持久产生药效的意义。

另外，服用含片要注意安全，为防止发生咽喉异物梗阻，5岁以下幼儿服用含片时，最好选用圈式中空的含片，即使呛入喉部也不会发生阻塞。

如果咽喉部无明显炎症时滥服润喉片，可抑制口腔及咽喉内正常菌群的生长，会扰乱口腔的内在环境，造成正常菌群失调，使本来不致病的细菌乘虚而入，导致疾病发生。

咽后壁的淋巴滤泡需要治疗吗？

咽后壁的淋巴滤泡是否需要治疗，主要取决于患者的具体情况和症状。

1.淋巴滤泡的生理作用

咽后壁的淋巴滤泡是淋巴组织的一部分，与淋巴结类似，共同参与免疫功能。在健康人的咽后壁黏膜上，也常出现少量散在性的小淋巴滤泡颗粒。因此，淋巴滤泡的存在是正常的生理现象。

2.淋巴滤泡增生的原因

当咽喉部受到各种因素（如炎症、过敏、刺激性物质等）刺激时，可出现咽后壁淋巴滤泡增生，还可能形成淋巴团块。这些刺激因素消退后，增生的淋巴滤泡可能会消退，也可能持续存在，但不影响健康。

3.无需治疗的情况

（1）无症状或不适：如果淋巴滤泡增生但没有引起任何症状或不适，那么通常不需要进行治疗。

（2）慢性咽炎后的残留：慢性咽炎经治疗后，症状消除，但淋巴滤泡增生可能仍然存在。这种情况下，如果没有症状或不适，也无需进一步处理。

4.需要治疗的情况

（1）出现症状：如果淋巴滤泡增生导致患者出现异物感、梗阻感或其他不适症状，那么应及时进行处理。

（2）影响功能：淋巴滤泡增生严重到影响呼吸或吞咽功能时，也需要进行治疗。

5.治疗方法

（1）药物治疗：针对病毒或细菌感染引起的淋巴滤泡增生，可以使用抗炎、抗病毒药物进行治疗。对于慢性咽炎引起的淋巴滤泡增生，可以使用中成药或中药汤剂进行辅助治疗。

（2）物理治疗：包括激光治疗、冷冻治疗等，这些方法通过物理手段消除增生的淋巴滤泡组织。

（3）手术治疗：对于保守治疗无效且淋巴滤泡增生严重的患者，可以考虑手术治疗。手术方法包括二氧化碳激光治疗、低温等离子射频消融术等，具有创伤小、恢复快等优点。

6.生活调理

无论是否需要治疗，患者都应注意保持良好的生活和饮食习惯，包括戒烟限酒、避免辛辣刺激性食物、多喝水、保持室内空气清新等。同时，适当参加体育锻炼，提高身体免疫力，也有助于疾病的康复。

综上所述，咽后壁的淋巴滤泡是否需要治疗取决于患者的具体情况和症状。如果明显不适，通常不需要进行治疗；如果出现症状或影响功能，则应及时进行处理。在治疗过程中，患者应遵循医生的建议，选择合适的治疗方法，并注意生活调理。

慢性咽炎可以治愈吗？

慢性咽炎由于病因广泛、复杂，涉及生活习惯、饮食习惯、工作和居住环境以及机体自身免疫力等诸多因素，而且各因素之间还相互影响，互为因果，故单纯依靠某一种药物或单一治疗手法，疗效往往不尽如人意。慢性咽炎易反复发作，在临床治疗时比较注重综合因素的治疗，短期治疗往往难以显效。单纯的保健、食疗等方法不能完全治愈。除了祛除病因，预防感冒以外，还要选择正规的方法。中成药一般用于轻症的治疗，对于顽固性慢性咽炎效果不好。西药一般适用于慢性咽炎急性期，患者多伴有发热、咽痛、黄痰等症状。激光、冷冻等物理疗法是一种损伤性的治疗，要谨慎选择。除此之外，还可以选择针灸、割治、烙治、点穴、贴敷膏药等方法治疗。患者可以根据自己的情况来选择合适的治疗方法。

慢性咽炎要切除扁桃体吗？

慢性咽炎患者是否需要切除扁桃体，需要具体分析。扁桃体切除并不是慢性咽炎的常规治疗方案，只有在特定情况下才考虑手术治疗，如反复发作的急性扁桃体炎，或扁桃体过度肥大影响呼吸、吞咽，或慢性扁桃体炎伴有反复化脓，每年发作4~5次以上，严重影响正常生活。单纯的慢性咽炎通常采用保守治疗，包括生活方式调整、药物治疗、中医药治疗等。需要注意的是，扁桃体具有重要的免疫功能，特别是对儿童来说更为重要，因此，手术指征必须严格掌握，需要综合考虑患者年龄、症状、体检和实验室检查结果等多个因素，建议在做手术前，先进行充分的保守治疗，并在专科医生的指导下权衡手术利弊。如果手术指征明确，切除扁桃体通常不会影响成年人的免疫功能，但术后需注意护理，避免感染。

鼾症如何治疗呢？

鼾症的治疗方法多样，需根据患者具体病情、病因及身体状况等综合考虑，选择合适的治疗方法，主要包括调整生活方式、物理治疗、药物治疗、手术治疗。

1.调整生活方式

（1）控制体重与减肥：肥胖是鼾症的重要风险因素之一，通过控制饮食、增加运动等方式减轻体重，可有效缓解气道狭窄，减轻鼾症症状。

（2）调整睡姿：避免仰卧位睡眠，可采取侧卧位或俯卧位，可使用特殊的枕头或床垫辅助，减少因重力作用导致的舌根后坠和软腭塌陷，从而减轻对气道的压迫。

（3）戒除不良习惯：戒烟限酒，烟草中的尼古丁和酒精会使呼吸道肌肉松弛，加重气道狭窄，导致鼾症加重，睡前避免服用镇静、安眠药物，以免抑制呼吸调节中枢。

（4）规律作息：保持定时作息，避免熬夜和过度劳累，提高睡眠质量，减轻鼾症。

（5）保持鼻腔通畅：可使用生理盐水喷雾或鼻腔扩张器等，清理鼻腔分泌物，减轻鼻黏膜充血、水肿，保持鼻腔通畅，改善通气。

2.物理疗法

（1）使用口腔矫治器：适用于轻、中度鼾症患者，尤其是下颌后缩者。通过调整下颌骨和舌的位置，增加气道空间，减少气道振动，减轻鼾声。

（2）正压通气治疗：对于中、重度鼾症，特别是伴有睡眠呼吸暂停低通气综合征的患者，可使用持续气道正压通气设备。在睡眠时佩戴面罩，通过呼吸机提供的正压气流，撑开气道，保持气道通畅，消除鼾声和呼吸暂停。

3.药物治疗

（1）鼻用药物：鼻用减充血剂和鼻用糖皮质激素能减轻鼻黏膜充血、肿胀，改善鼻腔通气，缓解鼻塞，如麻黄碱滴鼻液、布地奈德鼻喷雾剂等。不过，长期应用鼻用减充血剂可能引发反跳性鼻充血。

（2）口服药物：抗组胺药可用于治疗过敏性鼻炎引起的鼻塞等症状；咽部炎症且有疼痛时，可使用解热镇痛药、含漱液等缓解症状。

4.手术治疗

（1）鼻腔手术：如鼻中隔偏曲矫正术、鼻息肉切除术、下鼻甲部分切除术等，用于纠正鼻腔异常结构，扩大鼻腔通气道。

（2）咽部手术：扁桃体和腺样体切除术适用于扁桃体、腺样体肥大导致气道阻塞者；腭垂腭咽成形术，可切除部分悬雍垂、软腭和腭扁桃体，扩大口咽腔的通气空间；舌根手术，如舌根低温等离子射频消融术、舌根悬吊术等，可通过缩小舌根体积或改变舌根位置，解除舌根后坠对气道的阻塞。

（3）颌面外科手术：如下颌骨前移术、双颌前移术等，适用于颌面畸形导致的鼾症，通过改变颌面骨骼的位置，扩大上呼吸道空间。

喉咽反流该怎么办？

喉咽反流患者应根据自身情况和医生的建议选择合适的治疗方法，包括生活方式改善、饮食调整、药物治疗、物理治疗，必要时考虑手术治疗。

1.生活方式改善

（1）患者应避免过度弯腰、躺下等姿势，保持良好的睡眠姿势，可以抬高床头等，减少胃酸反流发生的概率。

（2）适当进行有氧运动，如慢跑、散步等，可以增强体质，促进新陈代谢，有助于病情的恢复。

2.饮食调整

（1）患者应避免食用辛辣、油腻、刺激性食物以及酒精和咖啡因类饮料，以减少胃酸分泌和其对咽喉黏膜的刺激。

（2）保持定时、定量、定性的饮食习惯，避免暴饮暴食和睡前进食。

（3）适当摄入高纤维、高蛋白、低脂肪的食物，有助于改善胃肠道功能，减少反流的发生。

3.药物治疗

（1）药物治疗是喉咽反流的首选治疗方法，主要包括质子泵抑制剂、促胃肠动力药以及黏膜保护剂，可以有效抑制胃酸分泌，促进胃肠道蠕动，保护咽喉黏膜，从而缓解喉咽反流的症状。

（2）患者应在医生的指导下合理使用药物，并注意药物的副作用和依赖性。

4.物理治疗

如热敷局部，能促进局部的血液循环，起到缓解疼痛的作用。

5.手术治疗

（1）如果使用上述方法治疗效果不理想，或者停止用药后反复出现不适症状，可以考虑手术治疗。

（2）手术方法包括胃食管反流病内镜射频消融术、腹腔镜下胃底折叠术等，有助于恢复食管下括约肌的张力以及胃食管的正常功能，从而有效控制症状。

（3）在治疗期间，患者还需保持心情舒畅，减少情绪刺激，减轻生活压力，并定期复查，监测病情变化，及时发现并处理可能出现的并发症。

慢性咽炎反复发作怎么办？

慢性咽炎反复发作是很多患者困扰的问题，这需要从多个方面进行综合治疗和管理。

1.诱发因素

（1）内部因素：免疫功能低下，局部解剖异常，基础疾病影响，过敏体质。

（2）外部因素：职业因素（如教师、客服等职业）、环境因素（空气污染、粉尘、温度和湿度变化等）、生活习惯（吸烟、饮酒、熬夜等）。

2.针对性治疗方案

（1）调整生活方式，保持充足睡眠，适当运动增强免疫力。

（2）注意职业防护，避免过度用嗓。

（3）保持良好的饮食习惯，戒烟限酒，多喝温水。

（4）保持口腔卫生，勤漱口。

（5）配合中医内服、外治，选择合适的中药汤剂或咽喉含片等。

（6）不建议长期使用抗生素，而以局部治疗为主，如应用含漱液（如复方氯己定含漱液）、中药雾化吸入（如金银花、胖大海等）、局部润喉剂（如复方薄荷喉片）等。

（7）必要时使用免疫调节剂，但需在医生指导下使用。

3.长期护理

（1）保持室内适宜的温度和湿度，避免接触过冷、过热空气，注意通风。

（2）养成良好的作息习惯，劳逸结合。

（3）可以进行咽部按摩和简单的发声训练。

只有找到个人特定的诱发因素并持续坚持防护措施，才能有效控制症状。如果慢性咽炎长期反复，且伴有吞咽困难、持续性咽痛或体重下降等症状，应尽快就医，以排除其他严重疾病，如咽喉部肿瘤等。

治疗慢性咽炎常用的物理治疗方法有哪些？

除了药物治疗，慢性咽炎还可以采用一些物理疗法，如激光、冷冻、微波、低温等离子和射频等。

1.激光治疗

常用CO_2激光器或YAG激光治疗肥厚性咽炎。激光器输出功率根据需要调节，使用时将激光器对准咽后壁增生的淋巴滤泡或者明显肥厚的黏膜进行汽化治疗，在直视下观察汽化程度，掌握汽化时间，汽化范围约3mm，各个汽化区应间隔正常黏膜以利于伤口愈合。

2.冷冻治疗

冷冻治疗是通过冷冻局部组织使之破坏从而达到治疗目的。使用冷冻治疗的具体方法有如下。

（1）接触法：将冷冻头与病灶直接接触，为最常用的方法。

（2）喷洒法：将制冷剂直接喷洒在患部。

（3）刺入法：用冷刀头刺入病变组织内以破坏病灶。

（4）倾注法：将制冷剂直接倾注到患处。

冷冻治疗也会出现一些并发症，如一过性的局部肿胀、出血（一般为暂时性，较轻）、疼痛（在复温解冻时可能出现疼痛）、形成瘢痕、发热（为吸收热）。

3.微波治疗

微波治疗是利用频率为500kHz至2500kHz之间的微波在生物体内产生的热效应，即在高频电磁场的作用下，体内极性分子来回旋转摆动，同时离子及带电胶体粒子也来回振动，它们与周围分子碰撞，把从电厂得到的动能不断转化为热运动的内能从而使温度升高。其特点是加热部位均匀、深浅一致，无升温过程，作用范围局限，边界清晰，无焦痂，无出血，产生的烟雾少，手术视野清晰。

4.低温等离子

近年来推出的低温等离子射频手术装置，利用低温等离子射频的能量，以较低的温度（40~70℃）来进行组织的切除。低温等离子射频具有以下优点。

（1）不直接破坏组织，对周围组织损伤小。

（2）由于电流不直接流经组织，组织发热少，治疗温度低。

（3）通过分子间的分离，使组织定点消融。

5.射频治疗

射频治疗属于中频电疗法的范畴，是指用频率在音频范围内中频正弦交流电进行治疗的方法，能促进局部血液循环，具有消炎、消肿等作用，还能抑制感觉神经，具有良好的镇痛作用，且能增强骨骼肌和平滑肌的肌张力，松解黏连，促进瘢痕组织的吸收及软化。

咽部激光治疗的原理是什么，适用于哪些疾病？

物质内部存在不同能级的粒子能态，在一定条件下，处于高能级的粒子受到一定频率的诱导光入射后，发射出与入射光同频率、同相位的光，即称为激光。激光射入生物组织后能被反射、吸收和透过。激光与生物组织的相互作用包括激光的热作用、光化作用和生物刺激作用等。临床上主要应用激光的热作用和光化作用，即应用激光照射后组织内的吸光分子（黑色素、血红蛋白、黄色素等）摄取激光束的光子，其能量使组织内分子的平均运动和碰撞增加，从而使组织温度升高并向周围组织扩散。根据热效应程度不同有 3 种不同的作用。①光凝固作用：当组织温度升高到蛋白质变性的临界水平（60~75℃）时就会产生凝固反应。②光汽化作用：当组织接受更强的激光照射，可将组织温度升到沸点，当达到水的汽化温度，体液开始沸腾发生固相变时，蒸汽的体积迅速膨胀，直至冲破皮肤逸出并喷射出一些组织碎片，起到切割组织的作用。同时又能凝固邻近的血管，使局部基本无出血。③光炭化作用：当组织温度持续升高至一定的程度时（>210℃），组织中因水分丢失，组织结构破坏、改变而呈炭化状态。

咽部激光治疗主要适用于慢性扁桃体炎、慢性咽炎、腺样体肥大、咽部良性肿瘤、鼻咽癌。

咽部冷冻治疗的原理是什么，适用于哪些疾病？

冷冻治疗是指利用 0℃以下低温冷冻局部活体组织使之破坏来治疗某些疾病的一种方法。冷冻可致细胞内、外形成冰晶引起细胞损害，冷冻可导致酸碱度改变以及蛋白质变性，当急速降温时，细胞内各成分缩胀比率不均衡导致细胞破裂，冷冻还可导致局部血液循环障碍。临床上常用的制冷剂有氟利昂和液氮。氟利昂的温度可降至-70℃至-29℃，液氮的温度可达-196℃至-160℃。制冷剂的沸点越低，冷冻速度越快。常用的冷冻器有相变冷冻器（液氮）和节流膨胀冷冻器（氟利昂）及热冷冻器。

冷冻损害机制可归纳为以下 5 个方面。①冷冻导致细胞外形成冰晶、细胞脱水及电解质平衡紊乱，最终导致细胞皱缩、破裂。②冷冻后可因缓慢复温而致冰晶形成，引起细胞内结构破坏或细胞间冰晶损伤，主要见于快速降温过程。③引起酸碱度改变以及细胞结构蛋白与功能蛋白的变性。④急速降温产生"温度休克"，细胞内各成分缩胀比率不均衡导致细胞破裂。⑤导致局部血液循环障碍及相应的继发改变。咽部冷冻治疗的主要适应证如下。

1. 普通疾病

（1）扁桃体冷冻术：通过冷冻坏死，分次破坏炎症扁桃体，主要用于扁桃体摘除术手术适应证外的一些患者，为消除感染病灶，采取这种不出血的安全性治疗。

（2）腺样体冷冻术：因冷冻深度不易掌握，有一定危险性。

（3）扁桃体残体冷冻术：扁桃体残体见于扁桃体摘除术和扁桃体恶性肿瘤放疗后，冷冻疗法非常有效。

（4）慢性咽炎：慢性颗粒性咽炎和侧索性咽炎顽固难治，但对冷冻疗法很敏感。

（5）舌咽神经痛：扁桃体摘除术后冷冻治疗对舌咽神经痛很有效。

（6）声带小结或息肉：常用接触法。

2. 良性肿瘤

（1）咽喉部血管瘤、乳头状瘤、囊肿、神经纤维瘤等均为冷冻疗法的适应证，常用方法为接触法和喷灌法。

（2）鼻咽血管纤维瘤。

（3）治疗咽部浅在性溃疡、喉肉芽肿、接触性溃疡等顽固性疾病。

（4）血管神经性头痛：用喷洒法，颞浅动脉、颌内动脉、翼管神经是冷冻治疗部位。

（5）咽喉部恶性肿瘤：治疗扁桃体癌放疗后残体、喉白斑、喉癌，或放疗、化疗失败者，或复发癌，或群集性、多发性原位癌等，均有较好效果。

（6）脑下垂体冷冻术：经由蝶窦进行冷冻术是常规路径，冷冻术比较安全，出血少，并可减少手术并发症。

咽部微波治疗的原理是什么，适用于哪些疾病？

微波治疗的电磁波可使体内的极性分子（如水分子）、粒子及带电胶体粒子高速转动并与周围分子碰撞产生热量使温度升高，即微波生物热效应。低能量微波照射患处时，产热低，能使小动脉及毛细血管扩张，改善局部组织的血液循环，加强组织代谢，微波还能使局部的白细胞和抗体增加，增强局部免疫能力，从而控制炎症的发展。当微波能量高时，产热高，可使蛋白质变性、组织凝固坏死进而脱落，此时微波具有使组织凝固的作用，手术治疗时不出血，且微波剂量的输出不受组织凝结的影响，其特点是组织内外同时迅速升温（65~100℃）而无传热过程，表里同时凝固而损伤部位边界清楚，半径外周围组织反应轻微。

咽部微波治疗主要适用于肥厚性咽炎、咽喉息肉、小血管瘤及乳头状瘤，舌扁桃体肥大，鼻咽部恶性肿瘤，慢性扁桃体炎，扁桃体肥大。

咽部射频治疗的原理是什么，适用于哪些疾病？

射频的电磁波作用于人体组织，产生内生热效应，使组织蛋白凝固、萎缩、脱落或消失，从而达到使增生性病变组织缩小或消除的目的。射频治疗使组织蛋白凝固，组织表面仅形成白环或白斑，不损伤周围组织，避免了激光、电灼术等对周围健康组织的损伤。射频治疗时，探头附近组织在60~80℃温度下蛋白凝固，形成血栓，导致血管闭塞，故射频治疗有良好的止血效果，不像CO_2激光或电灼术那样，高温导致组织细胞液煮沸、组织细胞炭化或汽化产生有害烟雾，影响手术视野。不同的组织对射频能量的吸收程度不同，组织含水量越多，能量吸收也越多。这一特点使得射频能通过皮肤、黏膜作用于深部的组织,如果功率和时间控制得当，射频治疗基本上能在不损伤皮肤和黏膜的情况下，治疗皮下和黏膜下组织的病变。这是高频电刀、CO_2激光或YAG激光都无法比拟的。

低温等离子射频消融术是通过导电介质（盐）在电极周围形成一个高度聚集的等离子体区。等离子体区是由高度离子化的粒子组成，这些离子化的粒子具有足够的能量以粉碎组织内有机分子的分子链，从而使分子和分子分离，组织体积缩小。

通过激光可以治疗的咽部疾病都可以通过射频得到解决。

咽部射频治疗适用证如下。

（1）慢性咽炎：减少淋巴滤泡增生，缓解黏膜肥厚。

（2）鼾症或阻塞性睡眠呼吸暂停：缩小肥厚的软腭、舌根或扁桃体，拓宽气道。

（3）扁桃体肥大：消融部分肥大的扁桃体，改善呼吸或吞咽困难。

（4）咽部血管瘤或出血：封闭异常血管，减少出血风险。

（5）早期良性肿物（如乳头状瘤）：精准消融，避免开放手术。

咽部射频治疗具有微创无切口、出血极少、术后疼痛轻（偶有短暂咽痛）、恢复快的特点，但需严格评估适应证，术后避免过热饮食！

如何治疗咽后壁憩室？

咽后壁憩室的治疗方法如下。

1.保守治疗

保守治疗适用于无症状或轻微症状者（偶发异物感）。方法为调整饮食（细嚼慢咽、避免硬食）、用药物抑酸（减少反流刺激）等。

2.内镜微创治疗

内镜微创治疗适用于中小型憩室，尤其适用于老年体弱患者。①原理：经口插入内镜，切开憩室与食管间的"隔墙"，解除食物潴留。②优势：创伤小、恢复快（1~2天可进食）。

3.开放手术

开放手术适用于大型憩室、反复感染或内镜治疗失败者。①原理：颈部切口切除憩室，加固食管壁。②优势：根治率高，减少复发。③术后注意：1~2周流食过渡，避免呛咳或用力吞咽。定期复查，预防食管狭窄或感染。

总而言之，轻症患者先观察，调整生活习惯，症状明显者优选医用内镜微创治疗，病情复杂患者需手术彻底切除。注意早诊早治，避免食物残留引发感染或穿孔！

鼾症合并慢性咽炎者如何用药？

鼾症合并慢性咽炎者可使用清喉利咽类药物，如清喉利咽颗粒等，具有清热利咽、滋润喉咙的作用，可缓解咽部不适。

1.含漱液

使用复方硼砂含漱液、呋喃西林抑菌溶液或复方氯己定含漱液等，可清洁咽后壁，减轻炎症。

2.含片

如西地碘含片、银黄含片等，有助于减轻咽部肿胀和炎症。

3.抗生素

如果咽炎是由细菌感染引起的，可使用阿莫西林、头孢克肟等抗生素。

4.中成药治疗

（1）健脾燥湿，化痰祛瘀：如四君子颗粒、血府逐瘀胶囊。

（2）补脾益肺，益气升清：如补中益气丸。

（3）益气健脾，固肾培元：如四君子丸、金匮肾气丸。

5.其他辅助用药

（1）维生素：口服维生素A、维生素C等，有助于促进咽部黏膜的修复。

（2）抗组胺药：如盐酸西替利嗪片等，可缓解因过敏引起的鼻腔和咽部炎症。

胃食管反流患者如何咽喉管理？

胃食管反流患者常因胃酸反流至咽喉部，引起咽喉不适、异物感、疼痛、咳嗽等症状。这种由胃食管反流引起的咽喉部症状也被称为"咽喉反流性疾病"，咽喉管理需要综合药物管理、饮食管理等多方面措施。

1.药物管理

（1）抑酸药物：质子泵抑制剂（如奥美拉唑、雷贝拉唑、泮托拉唑等）是治疗胃食管反流病的首选药物，可有效抑制胃酸分泌，减轻胃酸对咽喉黏膜的刺激。H_2受体拮抗剂（如雷尼替丁）也可用于轻度症状的患者。

（2）促胃肠动力药：如多潘立酮、莫沙必利等，可促进胃肠蠕动，加速胃排空，减少胃内容物反流的概率。

（3）咽喉护理药物：咽喉含片（如含有薄荷、金银花等成分的含片）可缓解咽喉不适。此外，还可以使用一些中成药来辅助治疗，如银翘解毒片等。

2.饮食管理

（1）饮食调整：避免食用辛辣、油腻、过酸、过甜等刺激性食物，这些食物会加重胃酸分泌，导致反流症状。建议多吃容易消化的食物，如瘦肉、蔬菜、水果等。

（2）进食习惯：采用分餐制和少食多餐的方式，避免过饱。睡前3小时内不再进食。

（3）保持咽喉湿润：多喝水有助于保持咽喉湿润，减轻咽喉不适。

3.心理调节

情绪波动会影响胃酸分泌，加重胃食管反流症状。患者应保持乐观、平和的心态，避免过度紧张和焦虑。

预防保健篇

- ◆ 慢性咽炎有哪些日常护理原则?
- ◆ 咽喉炎应如何护理和预防?
- ◆ 咽喉反流怎么预防?
- ◆ 慢性咽炎患者的饮食有哪些注意事项?
- ◆ 改善生活习惯能促进慢性咽炎痊愈吗?
- ◆ ......

慢性咽炎有哪些日常护理原则？

（1）避免刺激因素：戒烟、戒酒，远离辛辣、过烫食物及粉尘，远离化学气体污染的环境，减少清嗓动作，避免过度用嗓。

（2）保持周围环境湿润：使用加湿器（湿度50%~60%），多饮水，含服润喉糖（无薄荷醇成分）等。

（3）饮食调理：多吃富含维生素的蔬果（如梨、百合），避免食用咖啡、巧克力等促反流食物。

（4）控制反流：睡前3小时禁食，抬高床头15~20cm，肥胖者需减重。

（5）心理调节：焦虑可能加重症状，建议冥想、深呼吸等缓解压力。

咽喉炎应如何护理和预防？

咽喉炎可分为急性咽喉炎和慢性咽喉炎。根据病情的严重程度、实验室检查及微生物培养结果选用抗生素或敏感药物，还可以局部辅助雾化吸入治疗，适当配合一些中成药口服。避免长期过度用嗓，避免过度吸烟、喝酒与熬夜，可以服用一些利咽、开音类含片。预防措施如下。

（1）首先要保持心情开朗，多晒太阳，经常开窗通风，保持室内空气流通。

（2）保持室内的温度的湿度，干燥季节可使用加湿器。

（3）注意保暖，防治口鼻疾病，洗澡和洗发后及时擦干身体、吹干头发；冷天出门戴口罩，避免口鼻受到干冷空气的刺激。

（4）注意口腔卫生，早晚可用淡盐水漱口，漱口后不妨再喝一杯淡盐水，清洁湿润咽喉，预防细菌感染。

（5）进行饮食调理，以清淡易消化饮食为主，多喝温水，多吃一些富含维生素C的水果、蔬菜。戒烟、戒酒，忌食辣椒、葱、姜、蒜等辛辣食物。

（6）加强锻炼，多参加有氧运动，提高身体免疫力。

咽喉反流怎么预防？

预防喉咽反流可以从调整饮食、改善生活习惯、适当运动和保持良好情绪等方面入手。

1.调整饮食

（1）戒烟限酒：吸烟和过量饮酒均可刺激胃酸分泌，加重反流症状，因此患者应戒烟限酒。

（2）避免刺激性食物：油腻、辛辣、酸甜等食物均可刺激胃酸分泌，加重反流症状，应尽量避免或减少这类食物的摄入。

（3）增加膳食纤维：膳食纤维能促进胃肠蠕动，减少食物在胃内的停留时间，从而降低反流风险，可多吃蔬菜、水果等富含膳食纤维的食物。

（4）晚餐减少进食量：晚餐不宜过饱，避免睡前进食，以减少夜间反流的发生。

2.改善生活习惯

（1）保持规律作息：避免熬夜和过度劳累，保持充足的睡眠时间，有助于维护胃肠道健康。

（2）减轻体重：肥胖是胃食管反流的重要危险因素之一，通过合理饮食和适当运动减轻体重，有利于降低腹压，减少反流发生。

（3）餐后避免立即平躺：餐后应静坐半小时左右，平躺时需要适当抬高床头，以促进消化道排空，减少反流。

3.适当运动

适当进行有氧运动，如散步、慢跑、游泳等，可以促进胃肠道蠕动，使食物快速排空，减少胃酸反流的次数。

4.保持良好情绪

长时间精神压力可影响胃肠道功能，增加反流风险，因此应通过冥想、瑜伽、散步等方式缓解压力。

综上所述，预防喉咽反流需要从多个方面入手，包括调整饮食、改善生活习惯、适当运动和保持良好情绪等。这些措施有助于降低反流的发生风险，保护咽喉健康。

慢性咽炎患者的饮食有哪些注意事项？

慢性咽炎患者的饮食应以清淡、易消化为主，同时注意补充有助于咽部修复和抗炎的食物。以下是一些具体的饮食建议。

1.清淡易消化

（1）饮食应以清淡为主，避免油腻、辛辣和刺激性食物。

（2）多吃柔嫩多汁、酸甘滋阴的食物，如水果和蔬菜，有助于保持咽部湿润。

2.补充营养

（1）胶原蛋白和弹性蛋白：食用富含胶原蛋白和弹性蛋白的食物，如猪蹄、猪皮、蹄筋、鱼类、豆类和海产品，有助于咽部损伤的修复。

（2）B族维生素：多摄入富含B族维生素的食物，如动物肝脏、瘦肉、鱼类、新鲜水果、绿色蔬菜、奶类和豆类，有助于促进咽部修复，消除炎症。

3.避免刺激性食物

避免烟、酒、辛辣食物（如辣椒、大蒜、胡椒粉）、煎炸食品（如油条、麻团、炸糕）以及过冷、过烫的食物，这些都会刺激咽部黏膜，加重炎症。

4.多饮水，保持大便通畅

平时应多喝水，保持大便通畅，避免便秘导致腹压增加，从而减少咽部的不适感。

5.选择利咽生津的饮品

（1）绿茶蜂蜜饮：绿茶5g，蜂蜜适量。将绿茶放入杯中，冲入沸水，加入蜂蜜饮用。每日1剂，可清热利咽，润肺生津。

（2）百合绿豆汤：百合20g，绿豆50g，冰糖适量。将百合和绿豆加清水煮熟，加入冰糖饮用。每日1剂，可清热润肺，养阴生津。

6.其他推荐食品

冬苋菜、蜂蜜、番茄、杨桃、柠檬、青果、海带、萝卜、芝麻、生梨、荸荠、白茅根、甘蔗等，这些食物具有清热退火、润养肺肾阴液的作用，可适量食用。

通过合理调整饮食，可以有效缓解慢性咽炎的症状，促进咽部的修复和康复。

改善生活习惯能促进慢性咽炎痊愈吗？

慢性咽炎难治且易复发，部分原因是患者未配合医生治疗，继续维持不良的生活习惯。通过以下改变，可以加快慢性咽炎的愈合。

1.强化卫生措施

（1）口腔卫生：坚持早晚刷牙、饭后漱口，保持口腔清洁，有助于预防口鼻疾病，消除炎症病灶。

（2）居室环境：保持室内合适的温度和湿度，呼吸新鲜空气。避免空气干燥、过冷、过热或过湿，这些因素会影响咽部黏膜的防御功能，导致咽部不适。

2.减少劣性刺激

（1）戒烟限酒：避免吸烟和过量饮酒，这些习惯会严重刺激咽部黏膜，加重炎症。

（2）纠正不良习惯：避免张口呼吸，减少对咽部的直接刺激。避免食用辛辣、刺激性食物，如姜、椒、芥、蒜等。

（3）劳动保护：在有粉尘或化学气体的工作环境中，需采取适当的劳动保护措施，如佩戴口罩或防毒面具。

3.加强身体锻炼

（1）适度运动：选择适合自己的运动方式，如慢跑、快走、太极拳、健身操、气功等，增强体质，预防呼吸道感染，促进咽部炎症消退。

（2）避免过度疲劳：运动量适中，避免剧烈运动和过度疲劳，以免加重身体负担。

4.调整饮食和生活习惯

（1）胃肠疾病患者：饭后30分钟内不要立即平躺，睡觉时适当垫高枕头，避免胃液反流。避免穿紧身衣物，减少弯腰时胃内容物反流的风险。

（2）饮食节制：减少咖啡、浓茶、酒、巧克力、黏糯米、醋、橙子等食物的摄入，特别是晚餐。睡前3小时内尽量不进食，但可以少量饮水。

（3）心理调节：保持轻松愉快的心理状态，避免烦恼、郁闷、焦虑等不良情绪。不过度关注病情，保持积极乐观的态度，有助于缓解心理压力，促进咽炎恢复。

通过上述措施，可以有效改善慢性咽炎的症状，促进痊愈。

咽炎患者需克服的不良习惯有哪些？

咽炎患者需注意生活习惯对病情的影响，以下是一些必须克服的不良习惯。

1.生活不规律

现代生活节奏快，许多人长期处于疲劳和精神紧张状态，缺乏足够的睡眠，作息不规律。这种状态会削弱身体的免疫力，使咽部炎症更难恢复，甚至加重病情。

2.饮食不合理

不规律的饮食习惯，如暴饮暴食或长时间饥饿，都会导致胃肠功能紊乱，影响营养吸收，使体质变差，更容易感冒，从而加重咽炎。此外，偏食、挑食，尤其是偏好辛辣、油炸食物，或只吃蔬菜，也会导致营养不均衡，缺乏必要的维生素和蛋白质，降低身体抵抗力。进食过快也会增加咽部负担，甚至可能被食物中的异物（如鱼刺）扎伤黏膜，加重炎症。

3.其他不良习惯

习惯性张口呼吸或频繁干咳会刺激咽部黏膜，不利于炎症修复。吸烟对咽部危害极大，会直接损伤黏膜，加重症状，因此咽炎患者必须戒烟。

如何保持咽部卫生？

咽部是呼吸与消化的共同通道，其健康状况直接影响通气和吞咽功能。咽部疾病不仅危害个人健康，还可能传染他人，因此保持咽部卫生至关重要。以下是一些具体建议。

1.避免不良刺激

尽量减少接触过冷、过热、过干的空气，以及粉尘、汽油、水泥粉、苯、砷等有害物质。必要时佩戴厚实的口罩或短暂屏住呼吸，以保护咽部黏膜。

2.戒烟

吸烟对咽部危害极大，香烟中的有毒物质会直接损伤咽部黏膜，影响其正常功能，甚至可能诱发咽癌。有研究报道，在162例扁桃体癌患者中，吸烟较多者占比高达95%。因此，戒烟是保护咽部健康的关键措施。

3.积极治疗邻近器官疾病

及时治疗咽炎、鼻窦炎、龋齿、牙周炎、牙槽脓肿等疾病。这些疾病若不及时处理，可能会加重咽部不适，甚至引发感染。

4.纠正进食过快

进食过快会导致咀嚼不充分，不仅不利于食物消化，还可能使咽部被鱼刺、骨片等异物损伤。因此，应细嚼慢咽，确保食物充分咀嚼后再吞咽。

5.增强体质

充分利用阳光、空气和水等自然因素，积极开展体育活动，增强体质，提高免疫力。这不仅能减少咽部疾病的发生，还能提升整体健康水平。

通过以上措施，可以有效保护咽部健康，减少咽部疾病的发生。

过敏性咽炎如何预防？

过敏性咽炎的发生不仅与免疫系统低下有关，还受到多种外部因素的影响，如天气突变、刺激性饮食、吸烟饮酒、情绪低落、过度劳累等。这些因素会加重咽炎症状，如咽喉红肿、发痒等。因此，预防过敏性咽炎需从以下几个方面入手。

1.增强免疫力

（1）合理饮食：多吃富含维生素C和维生素E的食物，如柑橘类水果、坚果等，有助于增强免疫力。

（2）适度锻炼：坚持适度运动，如慢跑、瑜伽等，可增强体质，减少过敏发作。

（3）充足睡眠：保证每晚7~8小时的高质量睡眠，有助于调节免疫系统。

2.避免过敏原

（1）注意天气变化：寒冷天气外出时佩戴围巾或口罩，避免冷空气刺激咽喉。

（2）调整饮食：减少海鲜、酒精等刺激性食物的摄入，避免诱发过敏。

（3）减少接触过敏原：避免接触花粉、尘螨等常见过敏原，保持室内空气清新，定期通风换气。

3.对症治疗

（1）脱敏治疗：在医生指导下进行脱敏治疗，逐步减轻对过敏原的反应。

（2）缓解症状：针对咽喉红肿、发痒等症状，可使用抗过敏药物，必要时进行雾化吸入治疗，缓解局部炎症。

（3）排出体内毒素：多喝水，保持大便通畅，有助于排出体内毒素，减轻炎症反应。

通过增强免疫力、避免过敏原和对症治疗，可以有效预防和缓解过敏性咽炎的症状，减少发作频率。

慢性咽炎患者如何改善精神状态？

慢性咽炎患者常出现抑郁、焦虑等心理障碍，这与病情的发生和发展有一定关联。患者若过度关注咽部不适，导致精神紧张，且缺乏对咽炎的正确认知，容易过度担忧，易出现失眠、焦虑、抑郁等问题，进而加重病情或使治疗效果不佳。改善方法如下。

（1）正确认识病情：了解慢性咽炎的发病特点，知道其在气候变化、劳累、情绪波动时易复发。重视锻炼身体，增强体质，预防上呼吸道疾病，积极治疗相关炎症。

（2）加强心理疏导：多与他人沟通交流，避免钻"牛角尖"。劳逸结合，转移注意力，减轻心理负担。

（3）药物辅助：对于伴有明显焦虑或抑郁情绪的患者，可在医生指导下服用抗焦虑药，以达到更好的治疗效果。

腺样体肥大如何护理和预防？

腺样体肥大是儿童常见问题，可能引发睡眠障碍、呼吸困难等症状。以下是护理与预防措施。

1.护理措施

（1）保持鼻腔清洁：可使用生理盐水早晚清洗鼻腔，减少分泌物。

（2）控制过敏：避免接触过敏原，如花粉、尘螨等，必要时使用抗过敏药物。

（3）改善睡眠：侧卧或抬高头部，缓解呼吸困难，使用加湿器，保持空气湿润。

（4）饮食调理：避免食用辛辣、油腻食物，多吃富含维生素的水果蔬菜，增强免疫力。

（5）定期复查：遵医嘱定期检查，监测腺样体状况。

2.预防措施

（1）增强免疫力：均衡饮食，适量运动，保证充足睡眠，提升抵抗力。

（2）预防感染：注意个人卫生，勤洗手，避免接触感染源。及时治疗感冒、鼻炎等上呼吸道感染。

（3）控制环境因素：保持室内空气流通，避免二手烟和空气污染。

（4）及时治疗：出现打鼾、呼吸困难等症状时，尽早就医，避免病情加重。

3.注意事项

若症状严重，如持续打鼾、呼吸暂停、听力下降等，应及时就医，考虑手术治疗。

通过这些措施，可以有效预防和护理腺样体肥大。

咽部涂药后如何护理？

咽部涂药是治疗咽炎、扁桃体炎等疾病的常见方法，正确的护理有助于提高疗效并减少不适。以下是护理要点。

1.涂药前准备

（1）清洁口腔：涂药前用温水漱口，保持口腔清洁，避免食物残渣影响药物吸收。

（2）选择合适的药物：根据医生建议选择适合的药物，如消炎药、抗感染药或中药制剂。

（3）准备工具：使用棉签或专用涂药器，确保工具清洁。

2.涂药步骤

（1）正确姿势：患者取坐位，头稍后仰，张口发出"啊"声，充分暴露咽部。

（2）轻柔操作：操作者用棉签蘸取适量药物，轻轻涂抹在咽部患处，避免用力过猛引起恶心或损伤黏膜。

（3）均匀涂抹：确保药物均匀覆盖患处，避免遗漏。

3.涂药后护理

（1）避免立即进食或饮水：涂药后至少30分钟内避免进食或饮水，以保证药物充分吸收。

（2）观察反应：涂药后注意是否有过敏或不适反应，如严重不适需及时就医。

（3）保持口腔卫生：涂药后保持口腔清洁，避免食用刺激性食物。

4.注意事项

（1）遵医嘱：严格按医嘱用药，避免过量或过频。

（2）避免交叉感染：涂药工具专人专用，避免交叉感染。

（3）饮食调理：治疗期间避免辛辣、油腻食物，多吃清淡、易消化的食物。

（4）若涂药后症状无缓解或加重，应及时复诊，调整治疗方案。

睡眠呼吸暂停综合征如何护理？

睡眠呼吸暂停综合征患者在睡眠中常出现呼吸暂停、打鼾等症状，可能影响睡眠质量和健康。以下是护理建议。

1.日常护理

（1）调整睡姿：建议侧卧，避免仰卧，以减少气道阻塞。

（2）控制体重：通过健康饮食和运动控制体重有助于减轻症状。

（3）避免饮酒和镇静剂：酒精和镇静剂会放松喉部肌肉，加重气道阻塞，睡前应避免。

（4）保持鼻腔通畅：使用生理盐水清洗鼻腔，或使用鼻通气贴，保持鼻腔通畅。

（5）改善睡眠环境：保持卧室空气湿润，使用加湿器，避免干燥空气刺激呼吸道。

2.医疗护理

（1）持续气道正压通气（CPAP）：对于中重度睡眠呼吸暂停综合征患者，医生建议使用CPAP设备，护理时需确保正确使用并定期清洁设备。

（2）口腔矫治器：对于轻度患者，医生可推荐口腔矫治器，护理时需保持矫治器清洁并定期检查。

（3）手术治疗：对于结构异常（如鼻中隔偏曲、扁桃体肥大）引起的睡眠呼吸暂停综合征，可手术治疗，术后需遵医嘱护理。

3.调整生活习惯

（1）规律作息：保持规律作息，避免熬夜，确保充足睡眠。

（2）戒烟：吸烟会刺激呼吸道，加重症状，建议戒烟。

（3）适度运动：适量运动有助于改善肺功能和减轻体重，但睡前避免剧烈运动。

4.监测与随访

（1）睡眠监测：定期进行睡眠监测，评估病情变化。

（2）定期复诊：遵医嘱定期复诊，及时调整治疗方案。

5.心理支持

减轻焦虑。睡眠呼吸暂停综合征可能影响患者心理，家属应给予理解和支持，必要时寻求心理辅导。

若伴随白天嗜睡、记忆力下降、高血压等症状，应及时就医，进行全面评估和治疗。

喉内镜检查前后有哪些注意事项？

喉内镜检查（包括纤维喉镜及电子喉镜）是评估咽喉、声带等部位病变的常见检查方式。注意检查前后的注意事项对确保检查的顺利和减少不适非常重要。

1.检查前注意事项

（1）饮食要求：①经口检查：通常需空腹4~6小时（避免食物反流误吸）。②经鼻检查：部分医院可能无需严格禁食，但检查前2小时建议避免进食。③全麻检查：需严格遵医嘱禁食、禁水（通常8小时以上）。

（2）药物调整：长期服用抗凝药（如阿司匹林、华法林）药物者，需提前告知医生，经评估后决定是否暂停服药。高血压、哮喘等患者需按时服用常规药物（少量水送服）。

（3）清洁与准备：检查前清洁口腔，取下假牙、舌环等异物。经鼻检查者，需提前清理鼻腔分泌物（可遵医嘱使用鼻喷剂通畅鼻腔）。

（4）过敏与病史沟通：及时告知医生药物过敏史（尤其是局麻药），以及鼻腔畸形、咽喉手术史等。如有严重心脏病或呼吸困难，需提前评估风险。

（5）心理与身体准备：检查时尽量放松，用鼻深呼吸，减少恶心反射。

2.检查后注意事项

（1）饮食与休息：①局麻检查：1~2小时待咽部麻木感消退后再进食，避免呛咳。②活检：2小时后可进温凉流食或软食，24小时内忌辛辣、过烫食物。③全麻检查：需完全清醒后经医生允许方可进食。

（2）咽喉护理：检查后可能出现短暂咽痛、声嘶，避免用力咳嗽或清嗓，1~2天减少说话，24小时内禁烟酒，避免刺激咽喉黏膜。

（3）异常情况观察：若出现持续疼痛、咯血、呼吸困难、发热等，立即就医。活检后出现少量血丝属正常，但大量出血需紧急处理。

3.其他注意事项

全麻检查后24小时内避免驾驶和高空作业。按医嘱使用术后药物（如抗生素、含漱液）。

慢性咽炎患者如何克服"克癌"心理？

慢性咽炎患者常因咽部不适担心出现恶性肿瘤，这种焦虑可能加重心理负担。以下是一些帮助患者克服这种担忧的建议。

1.了解疾病

（1）区分慢性咽炎与肿瘤：慢性咽炎多为长期炎症，症状包括咽干、异物感等，而肿瘤通常伴随持续加重的不适、吞咽困难、体重下降等。了解两者的区别有助于减少不必要的担忧。

（2）咨询医生：定期就医，通过专业检查（如喉镜）明确病情，避免自我猜测。

2.科学治疗

（1）遵医嘱用药：慢性咽炎的治疗通常包括抗炎、局部用药等，需严格遵医嘱，避免随意停药和滥用药物。

（2）改善生活习惯：戒烟限酒，避免辛辣刺激食物，保持饮食清淡，多喝水，保持咽部湿润。

3.心理调节

（1）正视焦虑：慢性咽炎的症状可能引发焦虑，可以通过深呼吸、冥想等方式缓解焦虑。

（2）寻求支持：与家人、朋友沟通，或加入病友群，分享经验，获得情感支持。

（3）专业心理辅导：如果患者焦虑严重，可寻求心理医生帮助，学习应对技巧。

4.定期复查

（1）监测病情：慢性咽炎患者应定期复查，尤其是症状加重时，及时就医排除其他疾病。

（2）早期筛查：如有肿瘤家族史或长期吸烟、饮酒等高风险因素，可定期进行肿瘤筛查，早期发现、早期治疗。

5.健康生活方式

（1）增强免疫力：通过均衡饮食、适量运动、充足睡眠提升免疫力，减少炎症复发。

（2）避免刺激：远离空气污染、粉尘等刺激性环境，外出时佩戴口罩。

6.科学认知

（1）避免过度搜索：不要轻信网络上的不实信息，应以医生的诊断和建议为准。

（2）了解肿瘤风险：虽然慢性咽炎可能增加不适，但并不会直接引起肿瘤，保持科学认知有助于减轻患者的心理负担。

（3）何时就医：若咽部症状持续加重，或出现吞咽困难、声音嘶哑、体重下降等异常表现，应及时就医，排除肿瘤或其他严重疾病。

鼻后滴漏与慢性咽炎如何预防及护理？

（1）积极治疗鼻炎、鼻窦炎等原发病。

（2）避免接触过敏原（如尘螨、花粉），佩戴防护口罩。

（3）多喝水，保持咽部湿润，减少清嗓动作。

（4）定期清洁家居环境，使用加湿器避免空气干燥。